Dr. Michael Zechmann-Khreis

Schluss mit FRUKTOSE INTOLERANZ

Beschwerden lindern,
Lebensqualität zurückgewinnen

Mit praktischem 4-Wochen-Ernährungsplan

INHALT

VORWORT

Als ich selbst vor über 20 Jahren die Diagnose intestinale Fruktoseintoleranz und Laktoseintoleranz erhielt, war ich zunächst überwältigt. Welche Lebensmittel kann ich noch bedenkenlos essen? Was steckt wirklich hinter meinen Beschwerden? Und vor allem – wie finde ich wieder zurück zu einem beschwerdefreien Leben?

Schnell wurde mir klar, dass der Schlüssel zu einem besseren Umgang mit meinen Intoleranzen im Wissen liegt. Wissen, das es damals noch nicht gab. Als Biologiestudent begann ich zu recherchieren und änderte meine Karriere in Richtung Ernährungslehre. Heute lehre und arbeite ich als Ernährungsbiologe mit Schwerpunkt Ernährungswissenschaft, Nachhaltigkeit und Gesundheit an einer Hochschule in Tirol und ich habe unzählige Beiträge, Bücher und sogar Apps im Themenkreis Intoleranzen herausgebracht.

In diesem Buch erhalten Sie zunächst das grundlegende Wissen über die Fruktoseintoleranz sowie die Therapie und Behandlung. Anschließend stelle ich Ihnen die FITT-Methode vor. Sie ist aus meinen persönlichen Erfahrungen und meiner wissenschaftlichen Arbeit entstanden – ein ganzheitlicher Ansatz, der Menschen mit Intoleranzen dabei hilft, ihre Symptome zu lindern und langfristig ihre Lebensqualität zu verbessern.

Die Methode basiert auf sechs zentralen Säulen: Ernährung, Karenzwiederholung, Bewegung, Mikrobiom, Psyche und Beratung. Sie berücksichtigt die Individualität des Einzelnen, aber auch, dass eine Ernährungs- und Lebensstilumstellung nicht nur den Darm beruhigt und die Symptome lindert, sondern zugleich Körper und Geist wieder in Einklang bringen kann.

Ein wichtiger Bestandteil meiner Methode ist die Ernährung nach dem Tellermodell, um die praktische Umsetzung im Alltag zu erleichtern. Dieses Modell hilft Ihnen, Ihre Mahlzeiten ausgewogen, umweltschonend und individuell auf Ihre Bedürfnisse zuzuschneiden, ohne dabei den Spaß am Essen zu verlieren. Denn das Ziel ist nicht Verzicht, sondern Vielfalt – mit einem Fokus darauf, die persönliche Fruktosetoleranz zu erweitern und so wieder mehr Freiheit und Selbstbestimmung in der Ernährung zu gewinnen. Der übersichtliche 4-Wochen-Plan sowie die Rezepte im zweiten Teil des Buchs mögen Sie inspirieren und Ihnen den Einstieg in diese Ernährung erleichtern.

Als Naturwissenschaftler war es mir immer wichtig, faktenorientierte Lösungen zu entwickeln. Als Betroffener wollte ich immer Lösungen, die einfach anzuwenden sind. Entsprechend vereint dieses Buch meine langjährige Arbeit und persönliche Erfahrungen, aktuelle wissenschaftliche Daten und eine einfache Durchführbarkeit.

Damit möchte ich Sie, liebe Leserinnen und Leser, dazu ermutigen, die Kontrolle über Ihre Gesundheit und Ihr Wohlbefinden zurückzugewinnen. Dieses Buch soll Ihnen helfen, Ihren eigenen Weg zu finden – fundiert, individuell und vor allem alltagstauglich.

Ich hoffe, es wird für Sie ein wertvoller Begleiter, der Ihnen nicht nur neue Erkenntnisse bringt und praktische Tipps an die Hand gibt, sondern auch Mut und Zuversicht schenkt. Denn mit dem richtigen Wissen, einer klaren Struktur und einer positiven Einstellung ist es möglich, die Herausforderungen einer intestinalen Fruktoseintoleranz zu meistern und wieder ein beschwerdefreies und zugleich nachhaltiges Leben zu führen.

Viel Spaß beim Schmökern
und Nachkochen,

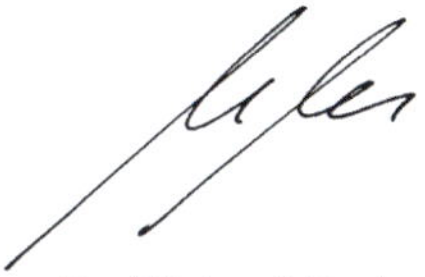

Dr. Michael Zechmann-Khreis

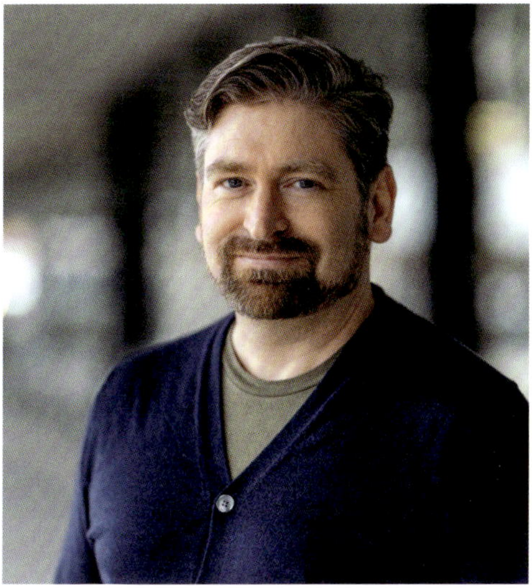

GRUNDLAGEN: WAS IST FRUKTOSE-MALABSORPTION?

Die Fruktosemalabsorption ist eine häufige Verdauungsstörung, bei der der Dünndarm Fruktose, eine Zuckerart, nicht ausreichend aufnehmen kann. In diesem ersten Abschnitt erhalten Sie das notwendige Wissen über Fruktose und die Fruktoseintoleranz sowie deren Symptome, um zu verstehen, was in Ihrem Körper vorgeht.

WAS IST FRUKTOSE?

In diesem Kapitel geht es um den Zucker, den wir Fruktose nennen. Sie erfahren, welche Funktionen er im Körper hat, warum Sie ihn zum Überleben brauchen, wie wir ihn aufnehmen und wie er im Körper abgebaut und reguliert wird.

Eine süße Herausforderung

Fruktose, oft auch Fruchtzucker genannt, ist ein sogenannter Einfachzucker, der natürlich in vielen Lebensmitteln vorkommt. Der Name leitet sich vom lateinischen Wort „fructus" für Frucht ab, was bereits einen Hinweis auf seine Hauptquelle gibt: Obst.
Um solche Zucker wie den Fruchtzucker in unserer Ernährung besser zu verstehen, müssen wir am Anfang ein bisschen an den Chemieunterricht zurückdenken. Aber keine Angst, im Grunde ist das gar nicht so kompliziert.

Zucker ist nicht gleich Zucker

Es gibt verschiedene Arten von Zuckern, die sich in ihrer chemischen Struktur unterscheiden, aber alle zur Gruppe der Kohlenhydrate gehören. Kohlenhydrate sind wichtige Energielieferanten für uns.
Die kleinsten Bausteine der Zucker sind immer Kohlenstoffatome, die man mit dem Buchstaben C kennzeichnet. Diese Atome ordnen sich gerne in einer ringförmigen Struktur an. Bei Fruktose sind es sechs solcher Kohlenstoffatome (C_6), es gibt aber auch Zucker mit vier, fünf oder mehr Kohlenstoffatomen.
Die wichtigsten in der Natur und der menschlichen Ernährung sind die Zucker mit fünf (C_5) und sechs (C_6) Kohlenstoffatmen.
C_5-Zucker sind zum Beispiel Ribose oder Desoxyribose, die etwa in DNA/RNA eine zentrale Rolle spielen.
C_6-Zucker wie die Fruktose sind wesentlich für den menschlichen Energiestoffwechsel. Wir haben bei C_6-Zuckern einen Ring aus sechs Kohlenstoffatomen, an dem dann noch zwölf Wasserstoffatome (H_{12}) und sechs Sauerstoffatome (O_6) angehängt sind. $C_6H_{12}O_6$ schreibt man das in der Chemie. Dieses Beispiel ist die Summenformel des Traubenzuckers. Aber auch der Fruchtzucker hat genau dieselbe Summenformel! Der Unterschied liegt in der Anordnung der Atome, was zu unterschiedlichen Eigenschaften führt. Fruktose schmeckt beispielsweise viel süßer, Glukose dagegen deutlich weniger süß als Haushaltszucker.

ÜBERSICHT ZUCKER

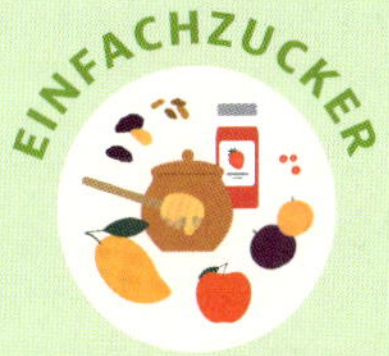

MONOSACCHARIDE:

Diese bestehen aus nur einem einzigen Zuckerring. Beispiele sind:

- **Fruktose (Fruchtzucker):** Kommt natürlich in Obst, Honig und einigen Gemüsesorten vor. Sie ist besonders süß.
- **Glukose (Traubenzucker, Dextrose):** Ist ein wichtiger Energielieferant für unseren Körper und kommt in sehr vielen pflanzlichen Nahrungsmitteln vor.

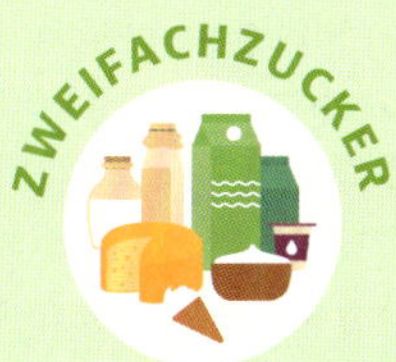

DISACCHARIDE:

Diese bestehen aus zwei miteinander verbundenen Einfachzuckern. Beispiele sind:

- **Saccharose (Haushaltszucker):** Besteht aus Glukose und Fruktose. Sie kommt viel in Obst vor, aber vor allem verzehren wir sie in Süßspeisen und gesüßten Getränken.
- **Laktose (Milchzucker):** Besteht aus Glukose und Galaktose. Sie kommt ausschließlich in der Milch von Säugetieren vor.

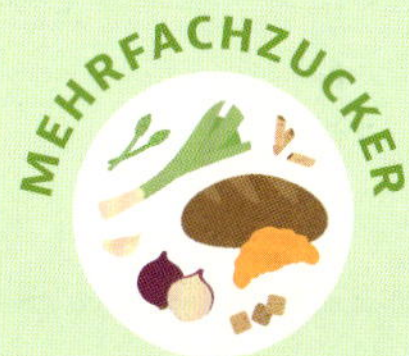

OLIGOSACCHARIDE:

Diese bestehen aus vielen miteinander verbundenen Einfachzuckern.

- **Raffinose, Stachyose und Verbascose:** Das sind die blähenden Kohlenhydrate in Hülsenfrüchten und einigen Kohlarten.
- **Inulin:** Besteht aus etwa 100 Fruktosemolekülen. Inulin kommt vor allem in Knollen und Pflanzenzwiebeln vor, zum Beispiel in Topinambur, Schwarzwurzel, Pastinaken, Zwiebeln oder Knoblauch.
- **Stärke:** Besteht aus langen Glukoseketten. Kartoffeln und Reis sind besonders stärkehaltig.

WAS STECKT IN EINEM APFEL?

Ein Apfel (ca. 200 g) enthält insgesamt 31 g Kohlenhydrate (davon 23 g verwertbare):

Ballaststoffe (nicht verwertbar)	4 g
Sorbit (verwertbar)	1 g
Glukose (frei, verwertbar)	4 g
Fruktose (frei, verwertbar)	12 g
Saccharose (50 % Fruktose, 50 % Glukose, verwertbar)	5 g
Stärke (aus Glukose, verwertbar)	1 g
Andere (nicht verwertbar)	4 g

Das sind 16 g Einfachzucker und 5 g Zweifachzucker sowie 14,5 g Gesamtfruktose und 7,5 g Gesamtglukose.

Fruktose ist ein Einfachzucker

Einfachzucker kann der Körper direkt aufnehmen, ohne sie erst aufspalten zu müssen. Als Einfachzucker kommt die Fruktose in freier Form vor, das heißt, sie kommt genau so in süßen Früchten vor. Andererseits kann sie in gebundener Form vorliegen, z. B. als Teil eines Zwei- oder Mehrfachzuckers. So ist die Fruktose eine der beiden Einheiten des Zweifachzuckers Saccharose (der altbekannte Haushaltszucker), die andere Einheit des Haushaltszuckers ist die Glukose (Traubenzucker). Hier muss unser Darm zuerst den Zweifachzucker aufspalten und kann erst dann die Einfachzucker aufnehmen.

Wo kommt Fruktose vor?

Fruktose ist, wie bereits erwähnt, natürlicherweise in vielen Obstsorten enthalten. Als freie Fruktose, aber auch in gebundener Form. Vor allem Äpfel, Birnen, Trauben oder Ananas weisen einen hohen Gesamtfruktosegehalt auf. Auch Honig ist reich an Fruktose.
Darüber hinaus kommt Fruktose in geringeren Mengen auch in einigen Gemüsesorten wie Artischocken, Karotten oder Spargel vor. Selbst bestimmte Getreidearten, beispielsweise Weizen und Roggen, enthalten geringe Mengen von Fruktose.
In Fleisch und tierischen Produkten kommt Fruktose hingegen kaum bis gar nicht vor.

Pflanzen produzieren Fruktose

Aber wie und warum geschieht das? Pflanzen binden Kohlenstoffdioxid (CO_2) aus der Atmosphäre in ihren grünen

Pflanzenteilen, vor allem den Blättern, und verwandeln es mithilfe von Sonnenlicht in Mehrfach-, Zweifach- und Einfachzucker, vor allem Glukose und Fruktose. Diese Einfachzucker werden dann in der Pflanze verteilt, als Energiespeicher oder als Motor für Wachstum und Wurzelbildung. Sie sind an unzähligen physiologischen Vorgängen in den Pflanzen beteiligt.
Die Süßkraft der Fruktose wird von den Pflanzen auch „ausgenutzt". So sind die süßen Früchte beliebte Nahrung bei Tieren, die mit der Frucht auch die Samen fressen und sie so verbreiten. Mit gleichzeitiger Düngung. Eine klassische Win-win-Situation, in der Biologie nennt man das Koevolution.

Fruktose in der Lebensmittelindustrie

Fruktose spielt wegen ihrer Süßkraft und der geringen Insulinantwort eine große Rolle als Süßungsmittel. So findet man „Light-Getränke" und Mineralwasser mit Geschmack, die mit Fruktose statt Saccharose gesüßt sind. Viele Süßigkeiten enthalten freie Fruktose, weil man den Gesamtzuckergehalt dadurch minimieren kann, die Süße des Produkts aber gleichbleibt. Da sind dann schnell mal 30 g Fruktose getrunken und gegessen.
Vor allem in den USA wird gerne Maissirup (High-Fructose Corn Syrup, HFCS) statt Saccharose eingesetzt. Dieser Sirup ist besonders günstig in der Herstellung und hat bei manchen Produkten bessere lebensmitteltechnische Eigenschaften als kristalline Saccharose, was ihn zu einem beliebten Inhaltsstoff in vielen Produkten macht. Er enthält in etwa gleich viel Fruktose wie Glukose. Diese liegen aber als Einzelzucker vor, sind nicht gebunden, wie bei der Saccharose.

Zucker

Zwei Stück Würfelzucker (Saccharose) kann man sich vorstellen als einen Würfel reine Fruktose und einen Würfel reine Glukose, die miteinander verbunden sind und vom Darm erst aufgespalten werden müssen.

2 Stück Würfelzucker 1 Stück Fruktose 1 Stück Glukose

Zugesetzte Zucker: Die Menge macht's

Von Erfrischungsgetränken wie Cola und Limonade über Süßwaren wie Schokolade und Eiscreme bis hin zu Backwaren, Joghurts und Fertiggerichten – der HFCS und die klassische Saccharose sind aus vielen verarbeiteten Lebensmitteln kaum wegzudenken. Der Einsatz von HFCS hat in den letzten Jahrzehnten weltweit stark zugenommen und wird oft mit einer erhöhten Energieaufnahme sowie Gesundheitsproblemen wie Übergewicht und Insulinresistenz in Verbindung gebracht. Seit einigen Jahren ist er unter dem Begriff „Isoglucose" oder Fruktose-Glukose-Sirup bzw. Glukose-Fruktose-Sirup auch in der EU zugelassen.

Tatsächlich ist die Angst vor diesem Sirup groß, aber eigentlich unbegründet. Wir wissen heute, dass der normale Haushaltszucker in großen Mengen genau gleich ungesund ist wie der Sirup. Unser Körper macht keinen Unterschied, wie wir ein Gemisch aus Fruktose und Glukose nennen. Es kommt nur auf die Verzehrmenge an. Und die hat, vor allem was HFCS betrifft, deutlich zugenommen.

Sie sollten die verschiedenen Quellen von Fruktose in der Ernährung kennen und kritisch betrachten. Denn Ihr Ziel sollte sein, auf Fruktose und andere Zucker nicht gänzlich zu verzichten, sondern sie in einem gesunden Ausmaß zu konsumieren. Am besten nicht mehr als 25 g zugesetzte Zucker pro Tag, natürlich erst in der Dauerernährung, wenn Ihr Darm sich wieder daran gewöhnt hat.

SOLL UND IST

Wir sollten ca. 25 g zugesetzte Zucker pro Tag verzehren, maximal 50 g. Tatsächlich sind es 100 bis oft weit über 300 g. Das ist das eigentliche Problem: die Menge des täglichen Zuckerverzehrs.

Setzen Sie vor allem auf natürlich vorkommende Zucker

Natürlich vorkommende Zucker in Obst und Gemüse können Teil einer ausgewogenen Ernährung sein; sie sind nicht Teil der 25 g pro Tag. Dagegen sollten verarbeitete Lebensmittel mit hohem Fruktosegehalt sowie gesüßte Getränke eher in Maßen konsumiert werden: Sie sind Teil der 25 g pro Tag.

Menschen mit einer Fruktosemalabsorption profitieren oft von einer bewussteren Lebensmittelwahl und können so Beschwerden deutlich reduzieren. Ohne dabei vollständig auf Süßes verzichten zu müssen.

Die Rolle von Fruktose im Körper

Die Fruktose spielt eine vielschichtige Rolle in der menschlichen Physiologie, die sowohl positive als auch potenziell negative Aspekte umfasst. Obwohl sie den Blutzuckerspiegel weniger stark beeinflusst als Glukose und dies zunächst als Vorteil galt, gibt es Hinweise darauf, dass ein langfristig hoher Konsum von Fruktose zur Entwicklung einer Insulinresistenz beitragen kann. Im Gegensatz zur Glukose, die von fast allen Zellen direkt zur Energiegewinnung genutzt werden kann, muss die Fruktose zunächst in Glukose, Glykogen (die Speicherform der Kohlenhydrate im Körper) oder andere Stoffwechselprodukte umgewandelt werden. Dieser Umwandlungsprozess findet hauptsächlich in der Leber statt, was diese zum zentralen Organ für den Fruktosestoffwechsel macht. Die in der Leber aus der Fruktose entstandene Glukose kann dann von den Zellen zur Energiegewinnung genutzt werden.

INSULINRESISTENZ

Insulin hat die Aufgabe, Zellen – insbesondere in Muskeln, Leber und Fettgewebe – dazu anzuregen, Glukose aus dem Blut aufzunehmen, zu verwerten oder zu speichern. Insulin bilden wir, wenn wir viel Glukose im Blut haben. Zum Beispiel nach dem Essen.
Bei einer Insulinresistenz reagieren die Zellen jedoch nicht mehr ausreichend auf dieses Signal, häufig weil der Blutzucker durch einen dauerhaft hohen Zuckerkonsum chronisch erhöht ist. Die Zellen sind sozusagen „übervoll" mit Glukose. Dadurch wird weniger Glukose aus dem Blut aufgenommen, was zu noch höheren Blutzuckerwerten führt. Die Bauchspeicheldrüse versucht nun, den gestörten Zuckerstoffwechsel zu kompensieren, indem sie mehr Insulin produziert. Doch die Zellen reagieren irgendwann nicht mehr auf das Insulin, das seine Wirkung nicht mehr entfalten kann. Obwohl Insulin vorhanden ist, gelingt die Zuckeraufnahme in die Zellen nicht mehr.
Dies kann auf die Dauer zur Erschöpfung der Insulin produzierenden Zellen führen. Typ-2-Diabetes und weitere Stoffwechselstörungen sind die Folge.

Interessanterweise erfolgt die Aufnahme von Fruktose in die Leberzellen unabhängig von Insulin, was bedeutet, dass sie den Blutzuckerspiegel weniger stark ansteigen lässt als Glukose. Dies führte in der Vergangenheit dazu, dass Fruktose für Diabetiker empfohlen wurde. Eine Empfehlung, die heute aufgrund anderer potenzieller negativer Auswirkungen von Fruktose weitgehend revidiert wurde.

Schneller verstoffwechselt als Glukose – mit Risiko

Ein wichtiger Aspekt des Fruktosestoffwechsels ist die schnelle Verstoffwechselung in der Leber.
Im Vergleich zu Glukose wird Fruktose schneller von der Leber aufgenommen und verarbeitet. Dies kann zwar zu einer raschen Auffüllung der Glykogenspeicher in der Leber beitragen, insbesondere nach körperlicher Anstrengung, birgt aber auch Risiken. In der Leber wird Fruktose nämlich nicht nur in Glukose und Glykogen umgewandelt, sondern auch in Triglyceride (Fette).
Ein übermäßiger Konsum von Fruktose, insbesondere in Form von zugesetztem Zucker in verarbeiteten Lebensmitteln und gesüßten Getränken, kann daher zu einer erhöhten Fettproduktion in der Leber führen.
Langfristig kann dies die Entwicklung einer nicht-alkoholischen Fettlebererkrankung (NAFLD) bzw. deren entzündlicher Form, das NASH-Syndrom (Non-Alcoholic Steatohepatitis; dt.: Fettleberentzündung), begünstigen.[1]

Weniger sättigend – mit Risiko

Fruktose scheint im Vergleich zu Glukose weniger sättigend zu sein. Das kann dazu führen, dass mehr Kalorien aufgenommen werden, was auf Dauer eine Gewichtszunahme begünstigen kann – insbesondere bei regelmäßigem Konsum hoher Mengen zugesetzter Fruktose.

Nur ein Faktor neben anderen

Diese Punkte, und es gäbe noch mehr, machen die Fruktose zu einem Faktor bei der Entstehung von Insulinresistenz. Allerdings ist nicht nur Fruktose das Problem: Ein Übermaß an Zucker in jeglicher Form, eine zu hohe Kalorienzufuhr, Bewegungsmangel und genetische Veranlagung tragen ebenfalls wesentlich zur Entstehung von Insulinresistenz bei. Typ-2-Diabetes ist nämlich keine reine Lebensstilerkrankung, es gibt immer auch eine nicht beeinflussbare genetische Veranlagung dazu.

Wichtig für die Fortpflanzung

Neben ihrer Rolle im Energiestoffwechsel spielt Fruktose beispielsweise auch eine wichtige Rolle im männlichen Fortpflanzungssystem. Sie dient als Energiequelle für Spermien und ist daher in hoher Konzentration im Ejakulat vorhanden.[2]

FRUKTOSE BEWUSST KONSUMIEREN

Fruktose ist ein Zucker mit besonderen Stoffwechseleigenschaften. In moderaten Mengen, wie sie natürlicherweise in Obst vorkommt, ist sie in der Regel für Menschen ohne Fruktosemalabsorption unbedenklich.
Ein übermäßiger Konsum, insbesondere in Form von zugesetzter Fruktose, kann jedoch negative Auswirkungen auf die Gesundheit haben, insbesondere auf den Fettstoffwechsel, die Leber und das Risiko für Stoffwechselerkrankungen.
Ein bewusster Umgang mit Fruktose und eine ausgewogene Ernährung sind daher für alle Menschen entscheidend, nicht nur für uns Fruktoseintoleranten.

Die Reise der Fruktose durch unseren Körper

Die Reise der Fruktose durch unseren Körper beginnt mit der Nahrungsaufnahme. Ob wir nun einen Apfel essen, einen Kuchen oder ein mit Fruktose gesüßtes Getränk zu uns nehmen: Komplexe Kohlenhydrate müssen erst im Mund durch den Speichel und dann im Dünndarm in ihre einzelnen Zuckerbausteine zerlegt werden. Freie Fruktose im Nahrungsbrei gelangt über den Magen direkt an ihr Ziel: die Dünndarmzellen.

Die Fruktoseverdauung im Dünndarm

Der entscheidende Schauplatz für die Fruktoseverdauung ist also der Dünndarm. Hier entfaltet sich ein komplexes und extrem faszinierendes Zusammenspiel verschiedener Mechanismen, die es dem Körper ermöglichen, die Fruktose (und andere Einfachzucker) aufzunehmen und weiterzuverarbeiten.

Durch die Zellmembran in die Zelle

Die Zellmembran der Darmzellen dient als Barriere, die das Eindringen von Fremdstoffen in die Zelle verhindert. Da der Körper jedoch Nährstoffe aufnehmen und ans Blut abgeben muss, gibt es verschiedene Mechanismen, um diese Stoffe sicher und kontrolliert durch die Zellmembranen zu transportieren. Hierfür werden bei den Zuckern Transportproteine genutzt. Diese können aktiv oder passiv Substanzen durch die Zellmembran der Dünndarmzellen, besser gesagt der Bürstensaumzellen – Fachbegriff: Enterozyten –, schleusen.
Oft sind dafür zusätzliche Faktoren notwendig. Der SGLT-1-Transporter benötigt

beispielsweise ein Natrium-Ion. Dieses Ion bindet sich an den Transporter, wodurch dieser seine Form ändert und die Glukose zusammen mit dem Natrium durch die Zellmembran transportiert wird. Das Natrium wirkt dabei wie ein Schlüssel, der die Tür für die Glukose öffnet.

GLUT2 transportiert Fruktose nur dann, wenn Glukose anwesend ist. Seine Hauptaufgabe liegt darin, die Fruktose (und auch Glukose), die bereits in die Enterozyten aufgenommen wurde, auf der basolateralen Seite – das ist die Seite, die dem Blut zugewandt ist – ins Blut zu transportieren. Von dort aus gelangt die Fruktose über die Pfortader zur Leber, dem Hauptort ihrer weiteren Verstoffwechselung.

Ein anderer Transporter, der vor allem die Fruktose durchschleust, ist der GLUT5-Transporter. GLUT5 arbeitet nach dem Prinzip der passiven Diffusion, das heißt, er transportiert die Fruktose entlang des Konzentrationsgradienten, ohne dass der Körper dafür Energie aufwenden muss. Man kann sich das wie eine Rutsche vorstellen: Die Fruktose rutscht von einem Bereich hoher Konzentration im Darm in den Bereich niedriger Konzentration innerhalb der Dünndarmzelle. Der GLUT5 arbeitet nicht sehr schnell, daher kommt es bei viel Fruktose im Speisebrei schnell zu einer Überforderung des Transporters. Neben GLUT5 spielt deshalb bei der Fruktoseaufnahme der GLUT2-Transporter eine wichtige Rolle. Er befindet sich ja auf der Blutbahn-Seite der Zelle, kann aber auf die andere Seite wandern. Bei hohen Fruktosekonzentrationen im Darm kann

TRANSPORTEURE

Die genaue Physiologie und Funktion der Transportproteine sind noch nicht vollständig erforscht, insbesondere die genauen Mechanismen, durch die verschiedene Zuckerarten in den Körper aufgenommen werden.

Die Transporter werden mit Akronymen und Zahlen bezeichnet:

GLUT5 (engl.: Glucose Transporter 5) transportiert Fruktose.

GLUT7, 8, 9, 11 und 12 können ebenfalls Fruktose aus der Nahrung aufnehmen, scheinen aber eine untergeordnete Rolle bei der Aufnahme von Fruktose zu spielen.

GLUT2 transportiert sehr effektiv Glukose, aber auch Fruktose.

SGLT-1 (engl.: Sodium-dependent Glucose Cotransporter 1; dt.: natriumabhängiger Transporter) transportiert zwar Glukose, aber keine Fruktose.

GLUT2 daher zusätzlich zur Aufnahme beitragen. Aber erinnern Sie sich? Er benötigt dafür Glukose. Das heißt, wenn Sie nur Fruktose im Speisebrei haben, nützt Ihnen das nichts. Sie benötigen auch Glukose.

Fruktose – vom Dünndarm in die Zelle und die Blutbahn

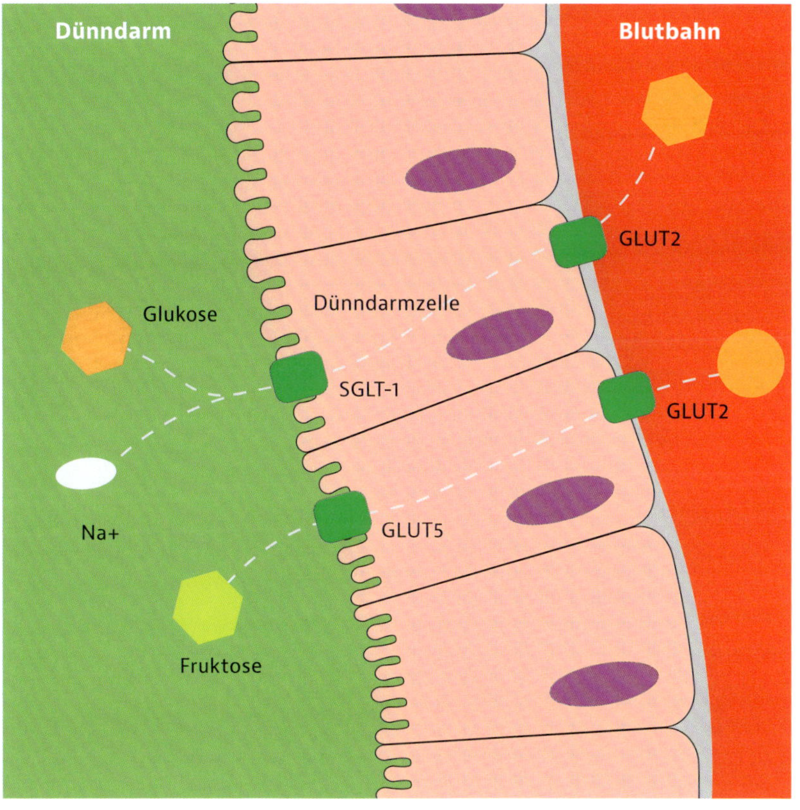

Vereinfachte Darstellung der Aufnahme von Glukose und Fruktose aus dem Nahrungsbrei.

Die Fruktoseverdauung ist begrenzt
Ein wichtiger Aspekt bei der Fruktoseverdauung ist die begrenzte Aufnahmekapazität des Dünndarms. Nicht jede Menge Fruktose, die wir zu uns nehmen, kann effizient aufgenommen werden. Wenn wir große Mengen Fruktose auf einmal konsumieren und unsere GLUT5 zugleich auch noch durch andere Stoffe blockieren (siehe Seite 56), kann es passieren, dass die Kapazität der GLUT5-Transportproteine überschritten wird. Dann bekommen wir Bauchweh und Durchfall. Daher wurden wir als Kinder immer ermahnt, nicht zu viele aus dem Nachbarsgarten geklauten Kirschen auf einmal zu essen. Ging es Ihnen auch so?

Transportproteine: Wie viele? Wo?
Transportproteine sind keine fixen Konstanten. Es gibt keine feste Anzahl oder genau definierte Orte in der Dünndarmschleimhaut, wo sie vorkommen. Sie werden je nach Bedarf, Tageszeit und sogar Alter produziert und nach Verwendung wieder abgebaut.
Bei hoher Fruktosekonzentration im Speisebrei wird beispielsweise ein spezielles Gen[3] aktiviert, um die Blaupause (man nennt das mRNA) zu bilden, die dann zu GLUT5 übersetzt wird. Dadurch kann die gegessene Fruktose aufgenommen werden. Der Körper reagiert auf die zugeführte Nahrung, indem er die entsprechenden Absorptionsmechanismen bildet. Sinkt die Konzentration im Speisebrei, werden die Transporter wieder abgebaut.
GLUT-Proteine werden also abhängig von der Zuckerkonzentration im Nahrungsbrei gebildet und transportieren die Zucker in die Dünndarmzellen und schließlich ins Blut. Sie sind nicht fest in der Zellmembran verankert, sondern können ihre Position ändern. Man nennt das translozieren.
Nehmen wir viel Fruktose auf, translozieren GLUT2-Transporter auf die andere Seite und helfen den überforderten GLUT5 bei der Aufnahme der Fruktose in die Dünndarmzelle. Dann wechseln sie wieder zurück und schleusen die Fruktose und Glukose von der Zelle ins Blut.
GLUT5 unterliegt zudem einem **zirkadianen Rhythmus**. Bei Ratten zum Beispiel wird GLUT5 am Ende des Tages deutlich mehr produziert als am Beginn des Tages und so besteht die Möglichkeit, dass die Tageszeit auch beim Menschen eine Rolle spielt. Vermutlich nehmen wir Fruktose besser am Nachmittag als am Vormittag auf.

HABE ICH FRUKTOSEINTOLERANZ?

Die intestinale Fruktoseintoleranz ist eine erworbene Störung der Zuckeraufnahme im Dünndarm, deren genaue Ursachen bislang nicht vollständig geklärt sind. Dieser Abschnitt gibt einen Einblick in den aktuellen Stand der Forschung und zeigt auf, wie man diese Intoleranz richtig diagnostizieren kann

Was genau ist da los?

Welcher Mechanismus bei der Fruktosemalabsorption ist gestört? Was ist der Grund für die intestinale Fruktoseintoleranz? Funktionieren die GLUT5-Transporter nicht richtig? Gibt es zu wenige dieser Transporter? Funktioniert die Signalübertragung nicht und wird daher zu wenig mRNA und werden folglich zu wenige Transporter gebildet? Wird die Fruktoseaufnahme anders gestört oder essen wir einfach zu viel Zucker?

Die schlechte Nachricht vorweg: Wir wissen es (noch) nicht. Es gibt zwar gut untermauerte Vermutungen, aber so ganz genau haben wir die Fruktoseintoleranz noch nicht entschlüsselt.

Mit großer Wahrscheinlichkeit hat es etwas mit den GLUT5-Transportern zu tun. Aber sicherlich ebenso mit anderen Faktoren, mit den enormen Mengen an Zucker in unserer heutigen Nahrung, mit unserer Psyche und vermutlich auch mit dem modernen Lebensstil.

MALDIGESTION

bedeutet „schlechte Verdauung" – der betreffende Stoff wird nicht richtig aufgespalten und kann dadurch nicht richtig verdaut werden.

MALABSORPTION

bedeutet „schlechte Aufnahme" – der betreffende Stoff kann nur schlecht oder gar nicht über das Verdauungssystem und damit in den Körper aufgenommen werden.

INTOLERANZ

bedeutet, dass der malabsorbierte Stoff Symptome erzeugt.

DIE HEREDITÄRE FRUKTOSE-INTOLERANZ (HFI)

Diese ist eine seltene, angeborene Stoffwechselerkrankung (hereditär = erblich). Sie beruht auf einem Enzymdefekt in der Leber, der den Fruktosestoffwechsel behindert. Die Fruktose kann in der Leber nicht in Glukose umgewandelt werden. Die HFI kann zu schweren gesundheitlichen Problemen führen, wenn Fruktose konsumiert wird, und ist schon für Babys ab der Beikostfütterung relevant.
In diesem Buch geht es nicht um die HFI, sondern um die erworbene, intestinale Fruktoseintoleranz.

Genetische Faktoren

Eine Studie untersuchte kürzlich die Rolle genetischer Varianten des SLC2A5-Gens, das den Fruktosetransporter GLUT5 kodiert, bei der Entstehung der erworbenen Fruktosemalabsorption. Die Ergebnisse zeigen, dass Varianten dieses Gens keine wesentliche Rolle bei der Entwicklung der Erkrankung spielen. Es scheint also keinen direkten genetischen Grund für die Fruktoseintoleranz zu geben. Aber möglicherweise einen indirekten. Die Funktion bestimmter Eiweiße, die als eine Art „Dirigent" bei der Überführung von DNA in RNA wirken, wird immer besser verstanden.
Eines dieser Proteine ist das ChREBP. Studien zeigen, dass Veränderungen in den Genen, die ChREBP steuern, mit Fruktosemalabsorption und Beschwerden wie Durchfall bei Menschen mit Reizdarmsyndrom zusammenhängen können. Auch bei Tierversuchen hat sich

DIE INTESTINALE FRUKTOSE-INTOLERANZ

Die Fruktosemalabsorption bezeichnet die verminderte Aufnahme von Fruktose im Dünndarm. Treten Symptome nach dem Verzehr von mehr als 25 g Fruktose auf, spricht man von der intestinalen Fruktoseintoleranz. Auch bei weniger Fruktose können Symptome auftreten.
Ziel einer Therapie ist es, auf Dauer wieder mehr Fruktose zu vertragen und symptomfrei zu leben.

gezeigt, wie wichtig dieser Dirigent für die Aufnahme von Fruktose ist. Ein weiterer Kandidat für einen solchen Zusammenhang wurde auch schon gefunden. Er heißt LXR.

Andere Faktoren

Interessanterweise weisen andere Studien darauf hin, dass nicht-genetische Faktoren ebenso eine wichtige Rolle bei der Fruktosemalabsorption spielen können.

Parasitäre Infektionen

Beispielsweise wurde eine Verbindung zwischen der Fruktoseintoleranz und parasitären Infektionen, wie Giardia, festgestellt. Das sind Einzeller, sogenannte Geißeltierchen, die wir über verunreinigte Nahrung oder beim Baden in Seen aufnehmen. Meistens bleiben die Infektionen unerkannt, es kann aber auch zu Erbrechen und Durchfall kommen.
Bei uns in Mitteleuropa ist die Belastung von Seewasser gering. Wenn Sie in Mitteleuropa in einem See baden, müssen Sie keine Angst haben zu erkranken. In anderen Ländern mit weniger Hygienevorschriften oder Hygienemöglichkeiten der Bevölkerung verzichte ich persönlich auf ein Bad in einem See oder den Verzehr roher Nahrung. Dennoch kann so eine Infektion auch in Mitteleuropa mit der Entstehung der intestinalen Fruktoseintoleranz in Zusammenhang stehen. Genau wissen wir das aber noch nicht.

Darmmikrobiota

Auch Veränderungen in der Darmmikrobiota, das ist die Gesamtheit aller Mikroorganismen im Darm, scheinen eine Rolle zu spielen. Tiermodelle haben gezeigt, dass eine erhöhte Fruktoseaufnahme oder die genetischen Faktoren, die die Expression von Fruktosetransportern beeinflussen, zu einer Veränderung der Darmflora führen können.
Bestimmte Bakterien wie Akkermansia-Arten scheinen eine schützende Wirkung gegen fruktoseinduzierte Stoffwechselstörungen zu haben, während andere, wie Clostridien- und Enterococcus-Arten, durch eine übermäßige Fruktoseverwertung gefördert werden.
Aber Achtung, wie wir im Abschnitt zum Mikrobiom (siehe Seite 38) noch sehen werden, helfen uns die im Internet angebotenen Darmflora-Tests hier leider nicht weiter.

Die Psyche

Als weiteren Punkt müssen wir die Psyche in Betracht ziehen, vor allem chronischen Stress. Denn psychische Faktoren können gastrointestinale Funktionen beeinflussen und vice versa. Vor allem beim Reizdarmsyndrom, einer funktionellen Darmerkrankung, bei der keine organischen Ursachen für die Symptome gefunden werden, wurden einige Studien zum Thema gemacht. So wissen wir heute, dass es eine enge Verbindung zwischen Gehirn und Darm gibt, die als

„Darm-Hirn-Achse" bezeichnet wird. Diese bidirektionale Kommunikation spielt eine entscheidende Rolle bei der Entstehung und Aufrechterhaltung gastrointestinaler Symptome. Chronischer Stress wiederum kann Entzündungsreaktionen hervorrufen und so zu einer eingeschränkten Aufnahme von Fruktose beitragen. Abgesehen davon, dass unser Essverhalten in stressigen Zeiten oft nicht gesundheitsfördernd ist.

Verzehr großer Zuckermengen

Wir müssen auch die massiven Mengen Zucker ansprechen, die wir heute in der täglichen Ernährung finden. Haben unsere Vorfahren noch kaum Zucker gegessen bzw. ihre Süße aus saisonalen Früchten bekommen, so ist Zucker heute ein billiges und weitläufig verfügbares Produkt, das von der Lebensmittelindustrie nicht gerade sparsam eingesetzt wird.
Diese enorme Anflutung mit Zuckern überfordert unseren Darm und seine Zuckertransporter, die evolutiv nicht auf diese Mengen ausgelegt sind.

MASSIVER ANSTIEG VON ZUCKERKONSUM

In Deutschland stieg der Saccharosekonsum von 2 kg pro Person im Jahr 1825 auf ca. 36 kg pro Person im Jahr 2020 an. Auch die Aufnahme von Fruktose hat in industrialisierten Ländern exponentiell zugenommen und liegt heute mehr als 50-mal höher als im Jahr 1800. Dazu kommen noch die anderen Zucker und die Weißmehle, die im Darm am Ende auch Glukose sind.

Ein multifaktorielles Symptombild

Es ist also mit der intestinalen Fruktoseintoleranz nicht ganz so einfach, wie wir das gerne hätten und wie es oft in Internetforen, von Influencern oder in Social-Media-Gruppen behauptet wird. Zusammenfassend kann man aber sagen, dass es sich bei der intestinalen Fruktoseintoleranz um ein multifaktorielles Symptombild handelt, das durch eine Kombination aus genetischen, mikrobiellen, psychischen und äußeren Faktoren beeinflusst wird und deren genaue Funktionsweise wir (noch) nicht verstanden haben.
Wir können davon ausgehen, dass meist nicht ein, sondern vermutlich mehrere Faktoren die eigene Malabsorption im Zusammenspiel verursachen können. Das ist wichtig zu bedenken, wenn wir uns dem Thema Behandlung der Fruktoseintoleranz widmen werden.

Der sichere Ausgangspunkt

Was aber bei allen Patientinnen und Patienten gleich ist, ist, dass die gegessene Fruktose nicht ausreichend aufgenommen wird. Was passiert nun mit der Fruktose, die nicht im Dünndarm aufgenommen werden kann? Diese gelangt weiter in den Dickdarm, wo sie von den dort ansässigen Bakterien fermentiert wird. Bei diesem Fermentationsprozess entstehen Gase und kurzkettige Fettsäuren. Manche dieser Gase und Stoffe können unangenehme Beschwerden verursachen.

Symptome der Fruktoseintoleranz

Die Symptome der intestinalen Fruktoseintoleranz können sehr vielfältig sein. Es gibt aber gewisse Symptome, die bei fast allen Betroffenen auftreten.

MÖGLICHE SYMPTOME

GASTROINTESTINALE SYMPTOME

- Blähungen, oft schmerzhaft
- Durchfall
- Unterbauchschmerzen
- Verstopfung
- Übelkeit, selten Erbrechen
- Reflux, Sodbrennen

NEURONALE SYMPTOME

- Kopfschmerzen, bis hin zu Migräne
- Schlafstörungen
- Müdigkeit, Abgeschlagenheit
- Angstzustände

Gastrointestinale Beschwerden

Die häufigsten Symptome der intestinalen Fruktoseintoleranz betreffen den Magen-Darm-Trakt. Sie treten meist ab ca. 20 Minuten bis 24 Stunden nach dem Verzehr fruktosehaltiger Lebensmittel auf und sind wissenschaftlich recht gut verstanden.

Blähungen

Eine der typischen Beschwerden sind starke Blähungen, die durch die Fermentation von Fruktose im Dickdarm entstehen. Dabei werden Gase wie Methan und Kohlendioxid produziert, die das Darmvolumen erhöhen und zu einem unangenehmen Druckgefühl führen. Der entstehende Wasserstoff macht keine Symptome, kann aber zur Diagnose (siehe Seite 31) herangezogen werden. Diese Blähungen gehen oft mit stechenden Schmerzen einher.

Durchfall

Nicht aufgenommene Fruktose und die entstandenen Fettsäuren ziehen Wasser

WARUM HAT MAN BAUCHSCHMERZEN, BLÄHUNGEN UND DURCHFALL?

Um zu verstehen, warum solche Symptome auftreten, führen wir uns noch mal den Weg der Nahrung vor Augen und was im Darm geschieht.

Wenn Fruktose im Dünndarm nicht vollständig aufgenommen wird, verbleibt sie im Darm und landet irgendwann im Dickdarm.

Der Dickdarm heißt so, weil er den Stuhl eindickt, indem er ihm Wasser entzieht. Die Fruktose zieht aber Wasser aus den umliegenden Geweben in den Darmraum hinein, was zu einem flüssigkeitsreicheren Darminhalt und damit zu Durchfall führt.

Im Dickdarm wird die nicht resorbierte Fruktose außerdem von Bakterien fermentiert. Das wird plakativ leider oft als „Fäulnis" bezeichnet. Ein Begriff, der beängstigend wirkt und ein falsches Bild zeichnet.

Die Bakterien verstoffwechseln die Fruktose einfach. Dabei entstehen Gase wie Methan und Kohlendioxid sowie Fettsäuren. Dies führt zu einer Blähung des Darms und einem Flüssigkeitseinstrom, was unangenehme Symptome wie Druckgefühl und Bauchschmerzen auslösen kann.

Durch den Flüssigkeitseinstrom und die Gasbildung wird die Darmbewegung (Motilität) angeregt. Der viel zu flüssige Darminhalt wird schneller durch den Verdauungstrakt transportiert, was dem Dickdarm weniger Zeit gibt, das Wasser wieder zu entziehen.

All das führt am Ende zu Bauchschmerzen, Blähungen und Durchfall.

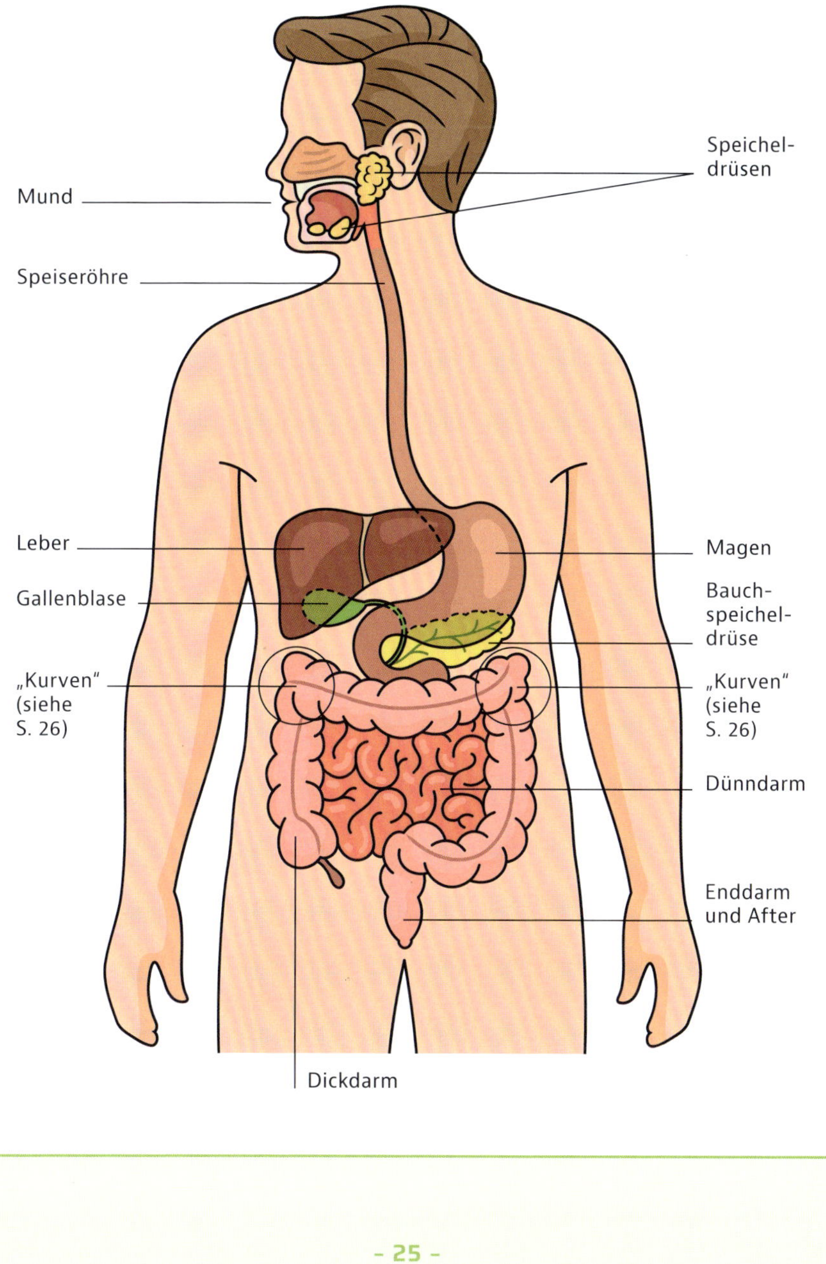
Speichel-
drüsen
Mund
Speiseröhre
Leber
Magen
Gallenblase
Bauch-
speichel-
drüse
„Kurven“
(siehe
S. 26)
„Kurven“
(siehe
S. 26)
Dünndarm
Enddarm
und After
Dickdarm

in den Dickdarm, was zu wässrigem Stuhlgang führen kann. Dies kann mit Übelkeit verbunden sein, die nach dem Stuhlgang schnell besser wird. Auch die schnellere Transitzeit kann zum wässrigen Durchfall beitragen.

Bauchschmerzen
Viele Betroffene klagen über krampfartige, stechende Bauchschmerzen, die durch die Dehnung der Darmwand und die Gasansammlungen verursacht werden. Auch der Druck des Darms Richtung Magen kann dies verstärken. Die Schmerzen können in ihrer Intensität variieren und sind meistens im Unterbauch lokalisiert, also da, wo sich der Dickdarm bzw. dessen zwei „Kurven" befinden.

Verstopfung
Obwohl weniger häufig, kann es bei manchen Patienten auch zu Verstopfung kommen. Dies ist oft die Folge einer veränderten Darmbewegung und möglicherweise einer Dysbalance der Darmmikrobiota.

Übelkeit, Erbrechen
Diesen Symptomen liegen wahrscheinlich mehrere Faktoren zugrunde. Vor allem durch den Druck, den die Gase im Darm erzeugen, kann es zu Übelkeit kommen. Generell müssen wir hier die Darm-Hirn-Achse bedenken. Der gestresste Darm sendet Signale ans Gehirn, die als Übelkeit wahrgenommen werden können. Auch die Psyche dürfte da oft mit hineinspielen.

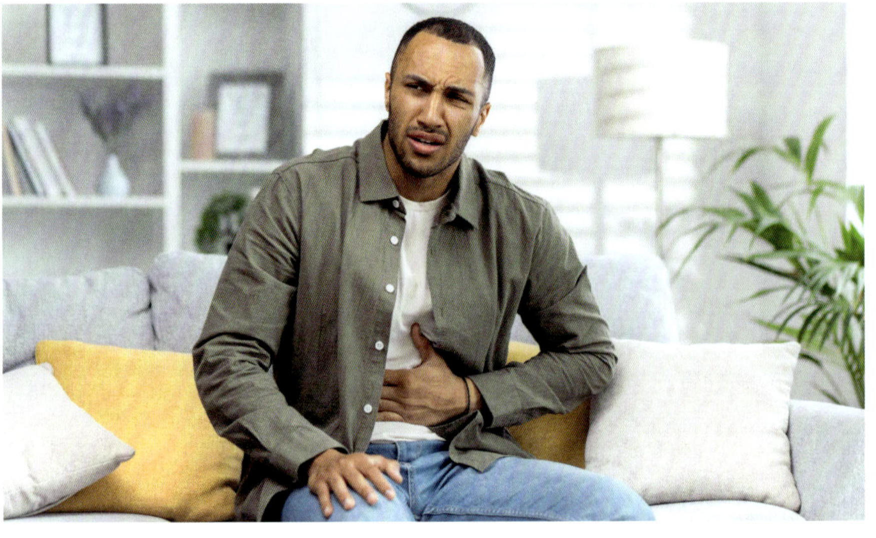

Reflux und Sodbrennen
In den letzten Jahren wurden diese Symptome vermehrt der Fruktoseintoleranz zugeordnet, meist durch Erfahrungsberichte. Wissenschaftliche Studien dazu gibt es noch nicht.

Unspezifische Allgemeinsymptome

Neben den klassischen gastrointestinalen Symptomen können unspezifische Beschwerden auftreten, die die Diagnose erschweren. Diese Symptome sind wissenschaftlich wenig untersucht. Manche Menschen berichten von Kopfschmerzen, die nach fruktosehaltigen Mahlzeiten auftreten. Die genaue Ursache ist unklar, möglicherweise spielen dabei entzündliche Prozesse oder eine veränderte Darm-Hirn-Kommunikation eine Rolle.

Neuronale Beschwerden

Die intestinale Fruktoseintoleranz kann auch psychische Symptome hervorrufen oder verstärken. Zu den häufig genannten Beschwerden zählen:

Müdigkeit und Abgeschlagenheit
Die Belastung des Darms und der Psyche kann zu einer allgemeinen Erschöpfung oder auch zu einer chronischen Erschöpfung führen.

Schlafstörungen
Der Verzehr fruktosehaltiger Lebensmittel am Abend kann zur Fermentation im Dickdarm, infolgedessen zu Blähungen etc. und deshalb zu Unruhe und Ein- oder Durchschlafproblemen führen.

Reizbarkeit und Stimmungsschwankungen
Viele Betroffene berichten von Stimmungsschwankungen, die in engem Zusammenhang mit fruktosehaltigen Mahlzeiten stehen. Dies könnte durch die Produktion von Metaboliten im Darm und deren Einfluss auf das Nervensystem verursacht werden oder mit Stress und psychischen Faktoren zusammenhängen.

Angstzustände
Einige Patienten berichten, dass sie – schon beim Gedanken an Obst – Angstzustände entwickeln oder eine Verschlimmerung bestehender psychischer Beschwerden erleben. Dies könnte mit der Rolle des Darms als „zweites Gehirn" und der Verbindung zwischen Darm und Psyche zusammenhängen.

Depressive Verstimmungen
Eine gestörte Fruktoseaufnahme kann das generelle Wohlbefinden beeinträchtigen und depressive Symptome verstärken, insbesondere bei einer länger bestehenden Problematik ohne adäquate Behandlung. Dies hat nichts mit einer angeblich verminderten Tryptophanaufnahme zu tun. Details dazu finden Sie auf den nächsten Seiten.

FAKTENCHECK

Lässt sich die Aussage, Menschen mit Fruktosemalabsorption hätten verminderte Tryptophanspiegel sowie verminderte Zink- und Folsäurespiegel, wissenschaftlich belegen?

DIE ERSTE STUDIE

In einer Studie von 2001 untersuchten Forschende den Zusammenhang zwischen Fruktosemalabsorption und der Konzentration von Tryptophan im Plasma. Sie analysierten 50 Erwachsene mit Magen-Darm-Beschwerden, indem sie die Wasserstoffkonzentration in deren Atemluft nach einer Dosis von 50 g Fruktose maßen.
Auf Grundlage der Ergebnisse wurden die Teilnehmenden in zwei Gruppen eingeteilt: Menschen mit normaler Fruktoseaufnahme und solche mit Fruktosemalabsorption. Zusätzlich füllten alle einen Fragebogen zur Erfassung depressiver Symptome aus und ihre Blutwerte (Tryptophan und Kynurenin) wurden untersucht.

DIE ERGEBNISSE

Die Ergebnisse zeigten, dass 70 % der Teilnehmenden eine Fruktosemalabsorption aufwiesen. Bei den weiblichen Probanden fanden die Forschenden niedrigere Tryptophanwerte im Blut sowie höhere Werte im Depressionsfragebogen im Vergleich zu den männlichen Probanden mit normaler Fruktoseaufnahme. Daraus schlossen sie, dass Fruktosemalabsorption bei Frauen mit niedrigeren Tryptophanwerten zusammenhängen könnte, was möglicherweise das Risiko für depressive Symptome erhöht.

Diese Folgerung findet sich, allerdings ohne Unterscheidung zwischen Männern und Frauen, fortan bis zum heutigen Tag in verschiedenen wissenschaftlichen Arbeiten und in weiterer Folge in Blogs und redaktionellen Beiträgen. Es wurden deshalb sogar Nahrungsergänzungsmittel produziert und diese These überall wiederholt. Mittlerweile wird sie als gegeben angenommen und immer wieder (falsch) zitiert. Überprüft wurde sie bis vor einigen Jahren aber nicht.

DIE ÜBERPRÜFUNG

Ein Team aus Forschenden tat dies dann im Jahr 2018 mit einem moderneren Testverfahren, bei dem nur 25 g Fruktose verwendet wurden – eine gängige Menge, da 50 g selbst bei Gesunden Beschwerden auslösen können. Sie fanden, dass Personen mit Fruktosemalabsorption zwar leicht niedrigere Tryptophanwerte im Blut hatten als solche ohne, der Unterschied war jedoch statistisch nicht signifikant. Allerdings litten Menschen mit Fruktosemalabsorption deutlich häufiger unter depressiven Symptomen (ca. 65 %) als Gesunde (ca. 29 %).

Die ursprüngliche Studie weist einige Schwächen auf: Die Testmenge von 50 g Fruktose ist heute veraltet, die Teilnehmerzahl von 50 Personen war klein und die Unterschiede in den Tryptophanwerten waren minimal und lagen vor allem innerhalb des normalen Bereichs. Zudem wissen wir heute, dass regionale und ernährungsbedingte Einflüsse auf Tryptophan stärker sein können als die in den Studien beobachteten Abweichungen. Daher muss man die Relevanz der ursprünglichen Studie als begrenzt ansehen.
Dasselbe gilt übrigens für Zink und Folsäure. Die vorhin aufgezeigten Mängel der Tryptophanstudie finden sich ebenfalls in den Studien zu Zink und Folsäurekonzentrationen bei Fruktosemalabsorption.

FAZIT

Die Antwort auf die Frage, ob Menschen mit Fruktosemalabsorption verminderte Tryptophanspiegel sowie verminderte Zink und Folsäurespiegel haben, kann wissenschaftlich nicht untermauert werden. Es besteht wahrscheinlich kein relevanter Zusammenhang.

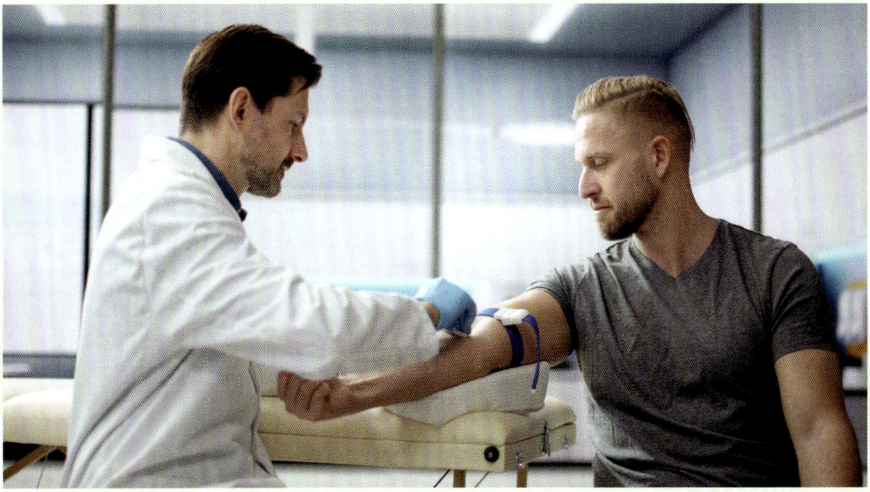

Langfristige Folgen und Komplikationen

Unbehandelt kann die intestinale Fruktoseintoleranz langfristige Auswirkungen auf Ihre Gesundheit haben. Die Veränderungen der Darmflora könnte auf eine dauerhafte Fehlfermentation von Fruktose zurückgeführt werden. Dies könnte zu einem Ungleichgewicht der Darmbakterien führen, man nennt das Dysbiose, was wiederum andere Beschwerden wie das Reizdarmsyndrom begünstigen könnte.
Auch Nährstoffmängel sind möglich. Eine eingeschränkte Fruktoseaufnahme kann mit einer verminderten Aufnahme anderer Nährstoffe einhergehen, insbesondere wenn die Ernährung stark eingeschränkt wird.

ACHTUNG: GERÜCHT!

Die Aussage, dass Menschen mit Fruktosemalabsorption vermehrt Tryptophan-, Zink- und Folsäuremangel aufweisen, ist wissenschaftlich nicht haltbar und wurde auch nie einwandfrei nachgewiesen (siehe Faktencheck S. 28). Dennoch hält sich dieses Gerücht.

Vor allem die sozialen Belastungen halte ich für nicht zu unterschätzende Folgen. Die ständige Sorge um verträgliche Lebensmittel, das ständige Überlegen, wo sich die nächste Toilette befindet, die dauernde Übelkeit und das Unverständnis der anderen Menschen kann zu sozialem Rückzug und einer verminderten Lebensqualität führen.
Ich habe dies selbst erlebt und war kurz vor meiner Diagnose wirklich sehr verzweifelt, auch weil ich mir selbst keinen Reim mehr darauf machen konnte, warum es mir so schlecht ging. Obwohl ich besonders gesund gegessen habe, natürlich mit extra viel Obst und Gemüse ...
Die Symptome der intestinalen Fruktoseintoleranz sind vielfältig und reichen von klassischen Magen-Darm-Beschwerden wie Blähungen, Durchfall und Bauchschmerzen bis hin zu unspezifischen und psychischen Beschwerden. Sie können sowohl die körperliche als auch die psychische Gesundheit erheblich beeinträchtigen und so Folgen auslösen, die die Lebensqualität massiv einschränken.
Eine frühe Diagnose und eine gezielte Ernährungsumstellung sind entscheidend, um die Symptome zu lindern und langfristige Komplikationen zu vermeiden. Die FITT-Methode (siehe Seite 72) versucht hier anzusetzen und mit einer ganzheitlichen Herangehensweise die Lebensqualität zu verbessern.

Diagnose der intestinalen Fruktoseintoleranz

Die Diagnose ist ein wichtiger Schritt, um Beschwerden im Magen-Darm-Trakt gezielt angehen zu können. In diesem Abschnitt schauen wir die diagnostischen Methoden und Schritte an, die bei der Diagnose dieser Erkrankung zu beachten sind.

Das Symptom- und Ernährungstagebuch

Ein Symptom- und Ernährungstagebuch ist ein wichtiges Werkzeug, um Zusammenhänge zwischen Ihrer Ernährung und auftretenden Beschwerden zu erkennen. Es hilft dabei, spezifische Lebensmittel oder Muster zu identifizieren, die Ihre Symptome auslösen könnten. Eine sorgfältige Dokumentation kann dabei für Ärzte oder Ernährungsberater sehr hilfreich sein, um fundierte Diagnosen und gezielte Empfehlungen auszusprechen.

IHRE LEBENSQUALITÄT – IHRE MOTIVATION

Gehen Sie diesen ersten Schritt zum Erkennen Ihrer individuellen Gegebenheiten. Bei der Diagnose der Fruktoseintoleranz ist Ihr Ernährungstagebuch von unschätzbarem Wert, da es Ihre Reaktionen auf fruktosehaltige Lebensmittel sichtbar machen kann.
Zudem unterstützt es Sie und Ihren Arzt oder Ernährungsberater dabei, eine individuelle Ernährungsstrategie zu entwickeln, die Ihre Lebensqualität nachhaltig verbessert.

Zwei Wochen, die sich lohnen!

Das Führen eines solchen Tagebuchs ist einfach, erfordert jedoch ein gewisses Maß an Aufmerksamkeit und vor allem Disziplin.
Es sollte über einen Zeitraum von ca. zwei Wochen geführt werden. Dies schafft eine ausreichende Datenbasis, um Muster und Zusammenhänge zu analysieren. Mit den gewonnenen Informationen lassen sich problematische Lebensmittel oder Essgewohnheiten feststellen.

Was nehmen Sie wann zu sich?

- Dokumentieren Sie genau, welche Lebensmittel und Getränke, vom Kaugummi über den Kaffee bis zum Drei-Gänge-Menü konsumiert wurden.
- Achten Sie dabei darauf, die Portionsgrößen sowie die Zubereitungsarten

(z. B. roh, gekocht oder gebraten) zu notieren.

- Notieren Sie genau die Uhrzeiten der Nahrungs- und Getränkeaufnahme. Es ist wichtig, um Muster und zeitliche Zusammenhänge erkennen zu können.

Welche Beschwerden haben Sie?

Gleichzeitig sollten Sie Ihre Beschwerden so genau wie möglich beschreiben. Schreiben Sie auf,

- welche Symptome aufgetreten sind (z. B. Blähungen, Bauchschmerzen oder Müdigkeit),
- wie stark diese waren,
- und – ganz wichtig! – wann sie aufgetreten sind. Denn der Abstand zwischen Symptom und Nahrungsaufnahme ist für die Diagnostik essenziell.

Eine Skala von 1 bis 10 kann Ihnen helfen, die Intensität der Beschwerden einzuschätzen.

Welchen Stuhlgang haben Sie und wann?

Vergessen Sie nicht, auch Ihren Stuhlgang zu dokumentieren. Sie können dazu die sogenannte Bristol-Stuhlformen-Skala (siehe Seite 33) benutzen. Notieren Sie auch hier die Uhrzeiten.

Was ist sonst noch wichtig?

Zusätzlich sollten Sie weitere Faktoren dokumentieren, die möglicherweise Einfluss haben könnten, wie beispielsweise:

- Ihr Stresslevel,
- Ihre Schlafqualität,
- Ihre körperliche Aktivitäten,
- die Einnahme von Medikamenten.

Frauen sollten auch ihren Zyklus vermerken.

Der H_2-Atemtest: die wichtigste diagnostische Methode

Der Wasserstoff-Atemtest oder H_2-Atemtest ist der Goldstandard und derzeit einzig valide Weg zur Diagnose einer Fruktoseintoleranz.
Dabei wird der Wasserstoffgehalt in der Atemluft gemessen, der entsteht, wenn Fruktose im Dickdarm von Bakterien fermentiert wird. Der Wasserstoff wird vorm Darm über das Blut abtransportiert und dann über die Lunge ausgeatmet. Kommt keine Fruktose im Dickdarm an, entsteht auch kein Wasserstoff.

Der Ablauf

Der Test läuft in mehreren Schritten ab. Er erfordert eine sorgfältige Vorbereitung, die Ihnen Ihr Arzt mitteilen wird. Üblicherweise heißt das, dass man vier Wochen vor dem Test keine Antibiotika, drei Tage vor dem Test keine Abführmittel eingenommen haben soll und man etwa einen Tag vor dem Test bestimmte Medikamente nicht oder anders einnehmen muss. Auch bestimmte Nahrungsmittel sollte man meiden. All das muss

STUHLGANG EINFACH DOKUMENTIEREN

Nach der Bristol-Stuhlformen-Skala werden sieben Stuhlfestigkeiten als Stuhltypen unterschieden.

Typ 1: Einzelne, feste Kügelchen, schwer auszuscheiden; „Hasenkot"
Typ 2: Wurstartig, klumpig
Typ 3: Wurstartig mit rissiger Oberfläche
Typ 4: Wurstartig mit glatter Oberfläche
Typ 5: Einzelne weiche, glattrandige Klümpchen, leicht auszuscheiden
Typ 6: Einzelne weiche Klümpchen mit unregelmäßigem Rand
Typ 7: Flüssig, ohne feste Bestandteile

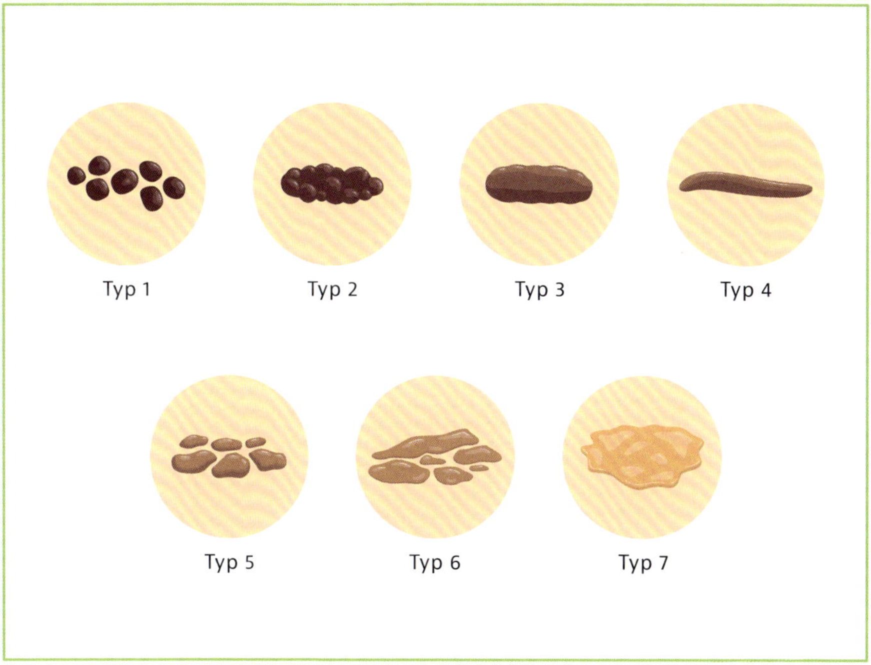

Ihnen aber Ihr Arzt vor dem Test mitteilen, bitte beachten Sie da immer dessen Anweisungen.
Zu Beginn des Tests pustet man, wie bei einem Alkoholtest der Polizei, in ein Messgerät. Das ist die Nulllinie. Sie sollte unter 20 ppm[4] liegen. Dann trinkt man eine Lösung, die 25 g Fruktose enthält. Anschließend wird in regelmäßigen Abständen, der Wasserstoffgehalt in der Ausatemluft durch pusten in dieses Messgerät gemessen. Der Test dauert in der Regel zwei bis drei Stunden und die Werte geben Aufschluss darüber ob, aber nicht wie viel Fruktose unverdaut in den Dickdarm gelangt und dort von Bakterien fermentiert wird.

DER TEST SAGT NICHT ALLES

Die Werte, die beim Wasserstoff-Atemtest gemessen werden, geben nur Auskunft darüber, ob eine Malabsorption vorliegt.
Erst die entstehenden Symptome machen diese Malabsorption zur Intoleranz.
Die Werte, vor allem die Höhe der Werte, sagen absolut nichts über den Schweregrad der Intoleranz oder über die Symptomatik an sich aus.

Auf die Symptome kommt es an

Ein deutlicher Anstieg des Wasserstoffgehalts in der Atemluft zeigt, dass Fruktose nicht ausreichend im Dünndarm aufgenommen wurde und stattdessen in den Dickdarm gelangt ist. Dies bestätigt die Diagnose einer Fruktosemalabsorption. Treten zusätzlich Symptome auf, so ist die Diagnose einer intestinalen Fruktoseintoleranz gegeben.

Bei etwa 10 % der Bevölkerung wird kein Wasserstoff aus dem Darm ins Blut übertragen, denn sie besitzen Bakterien, die den entstandenen Wasserstoff sofort wieder verstoffwechseln.
Dadurch gelangt er nicht in die Atemluft und kann somit nicht gemessen werden. Da die Diagnosestellung aber auch mithilfe der Symptomatik während des H_2-Tests erfolgt, können die Non-Responder ebenfalls diagnostiziert werden. Denn wenn im Laufe des Tests oder der Stunden danach starke Symptome auftreten, ist der Test trotz nicht ansteigender Wasserstoffwerte in der Atemluft ebenfalls positiv. Daher ist es besonders wichtig, bei negativem Atemtest die Symptome am Tag der Testung zu dokumentieren und dem Arzt sofort mitzuteilen. Ein zusätzlicher Atemtest für diese Non-Responder ist nicht unbedingt notwendig.

Finger weg von Heimtests

Leider werden immer wieder Heimtests auf eigene Faust gemacht. Doch diese Tests sind nicht zu empfehlen, denn die Atem-H_2-Proben bleiben bei Raumtemperatur nur bis zu sechs Stunden stabil. Wenn eine längere Aufbewahrung erforderlich ist, sollten die Proben bei -20 °C gelagert werden, da innerhalb weniger Tage etwa ein Drittel des Wasserstoffs aus dem Behälter entweicht. Aufgrund dieser Einschränkung sind Heimtests, die ja zu Hause gemacht und dann mit der Post versendet werden, nicht empfehlenswert.

Die Diagnose beim Arzt ist auch deshalb wichtig, weil andere Erkrankungen ausgeschlossen und die individuelle Vorgeschichte beachtet werden müssen. Erkrankungen, die ausgeschlossen werden sollten, sind zum Beispiel die Laktoseintoleranz, Zöliakie oder andere gastrointestinale Erkrankungen.

DIAGNOSEWEGE, DIE NICHT FUNKTIONIEREN

- IgG-Tests, die angeblich Hunderte Nahrungsmittel testen, sind nicht valide.
- Haaranalysen, Auspendeln, Handauflegen & Co. stammen aus dem esoterischen Formenkreis und sind ebenfalls nicht valide.
- Auch TCM-Methoden sind nicht geeignet eine intestinale Fruktoseintoleranz zu diagnostizieren.
- Ebenso wenig lässt sich mit Bioresonanz eine Fruktoseintoleranz diagnostizieren.

THERAPIE UND BEHANDLUNG

Was können Sie tun, um Ihre intestinale Fruktoseintoleranz zu lindern oder möglicherweise sogar zu heilen? Könnte das Mikrobiom eine entscheidende Rolle spielen oder ist es doch hauptsächlich die Ernährung, die den Unterschied macht? Auf den folgenden Seiten erfahren Sie das Wesentliche zu Therapie und Behandlung der intestinalen Fruktoseintoleranz.

DAS MIKROBIOM

Unser Darm ist Heimat für Billionen Mikroorganismen – ein faszinierendes Ökosystem, das viel mehr kann, als wir glauben. Wer versteht, wie das Mikrobiom funktioniert, kann gezielt Einfluss auf Gesundheit, Wohlbefinden und sogar sein Essverhalten nehmen. Erfahren Sie in diesem Kapitel mehr über Ihre Darmbewohner.

Wovon reden wir?

Was man früher „Darmflora" nannte, nennt man heute Mikrobiom. Beide Begriffe werden üblicherweise falsch verwendet. Unter Darmflora verstand man die Lebewesen, die im Darm leben. Doch der Begriff war irreführend, da der Begriff der „Flora" für Pflanzen steht, im Darm aber keine Pflanzen, sondern Viren, Bakterien, Einzeller, Pilze und andere Mikroorganismen vorkommen. Man sollte daher von Mikrobiota reden, also „Mikro-Lebewesen".
Was sich aber durchgesetzt hat, ist der Begriff des Mikrobioms.

MIKROBIOTA

Die Gemeinschaft aller Mikroorganismen (Bakterien, Viren, Pilze ...), die in einem bestimmten Lebensraum leben – zum Beispiel im Darm, auf der Haut oder in der Mundhöhle.

MIKROBIOM

Der Begriff umfasst nicht nur die Mikroorganismen (Mikrobiota), sondern auch deren genetisches Material, ihre Stoffwechselprodukte und die Umweltfaktoren, die ihre Aktivität beeinflussen.

Vor allem Ernährung formt das Darm-Mikrobiom

Das Darm-Mikrobiom ist ein hochkomplexes und individuelles Ökosystem.

Das Mikrobiom hat vielfältige Aufgaben

Es hilft zum Beispiel bei der Verdauung, ist an der Bildung von Vitaminen, Hormonen und Botenstoffen beteiligt und es stärkt die Darmbarriere. Ein im Gleichgewicht befindliches Mikrobiom verhindert, dass sich unerwünschte

Krankheitserreger im Darm ansiedeln. Das trainiert auch unser Immunsystem, dessen größter Anteil übrigens im Darm beheimatet ist.

Das Mikrobiom unterliegt zahlreichen Einflüssen

Studien zeigen, dass die Zusammensetzung des Mikrobioms nicht nur zwischen gesunden und kranken Menschen, sondern auch zwischen gesunden Individuen erheblich variiert. Sogar Ihr eigenes Mikrobiom kann sich je nach Ort, an dem Sie leben, ändern. Im Urlaub ist es anders als zu Hause.

Das Mikrobiom wird in den ersten Lebensjahren gebildet und ist über die Zeit hinweg relativ stabil. Das heißt, nach dem Urlaub kehrt es wieder in den „Zu-Hause-Modus" zurück.

Wobei stabil hier heißt, dass es gewisse periodische Schwankungen zu geben scheint. Gehen diese verloren, so eine Theorie, könnten Krankheiten wie Typ-2-Diabetes die Folge sein. Wir wissen das aber noch nicht genau.

Was wir wissen, ist, dass dies alles durch zahlreiche Faktoren beeinflusst wird: Alter, genetische Veranlagung, Mikrobiota der Mutter, das Immunsystem und äußere Einflüsse wie die Einnahme von Antibiotika, Nahrung oder Alkohol. Besonders prägend ist die Ernährung, die sowohl die Zusammensetzung als auch die Aktivität und das Milieu des Mikrobioms stark beeinflusst.

DAS DARM-MIKROBIOM

Das Darm-Mikrobiom ist die Gesamtheit der Mikroorganismen im Darm (Mikrobiota), ihre Gene, ihre Stoffwechselprodukte und ihre Wechselwirkungen mit der Umgebung.
Es ist also ein ganzheitlicher Begriff und wird im wissenschaftlichen Kontext meistens verwendet.

Die Bildung des Mikrobioms

Den Startschuss für Ihr persönliches Mikrobiom lieferte Ihnen Ihre Mutter. Durch die Kontamination mit vaginalen Mikroorganismen bei der Geburt und dann durch ständige Kontamination durch auf der Haut ansässige Mikroorganismen beim Stillen gelangten diese Bakterien in Ihren Darm und siedelten sich dort an.

Stellen Sie sich Ihren Darm als leeren Acker vor. Bei der Geburt werden dort Samenbomben unterschiedlichster Pflanzen ausgestreut. Auch während Ihrer oralen Phasen, als Sie als Kind alles in den Mund steckten, prägten Sie Ihr Mikrobiom. Sie streuten immer wieder neue Pflanzensamen in die sich langsam entwickelnde Blumenwiese im Darm. Nun, als Erwachsener, sind solche Mechanismen immer noch relevant, aber es ist vor allem die Nahrung, die Ihr Mikrobiom stabil hält, weil sie als Dünger wirkt.

Auf die Ballaststoffe kommt es an

Ballaststoffe spielen eine zentrale Rolle, weil sie als Nahrung für die Mikroorganismen im Darm dienen. Besonders die sogenannten löslichen Ballaststoffe, auch als MAC (engl.: Microbiota Accessible Carbohydrates) bekannt, dienen den schützenden Darmbewohnern als Nahrung und werden von diesen weitgehend abgebaut. Zu den MAC gehören Pektine, Beta-Glucane, Fructo- und Galacto-Oligosaccharide, Inulin, Lactulose, Polydextrose und resistente Stärke[5]. Diese für uns unverdaulichen Ballaststoffe werden von Bakterien im Dickdarm fermentiert, wodurch kurzkettige Fettsäuren wie Acetat, Butyrat und Propionat entstehen. Diese Fettsäuren senken den pH-Wert im Dickdarm, was ein saures Milieu schafft, das das Wachstum der für uns nützlichen Bakterien begünstigt und gleichzeitig krank machende Keime wie Coli-Bakterien oder Salmonellen hemmt.

Butyrat dient zusätzlich als Hauptenergiequelle der Darmzellen und deckt bis zu 70 % ihres Energiebedarfs. Zudem stärkt es die Darmbarriere, reguliert die Zellverbindungen der Enterozyten und stabilisiert die Schleimschicht zwischen Darmzellen und Darminhalt. Und genau dort, in dieser Schleimschicht, leben unsere Bakterien.

Darüber hinaus aktiviert Butyrat einen Rezeptor in den Schleimhautzellen, der die Produktion antimikrobieller Eiweiße anregt – diese Proteine bilden die erste Verteidigungslinie gegen schädliche Bakterien.

Weitere positive Einflüsse

Auch andere Nahrungsbestandteile können das Darmmikrobiom positiv beeinflussen. Dazu gehören Polyphenole, sekundäre Pflanzenstoffe, Omega-3-Fettsäuren und pflanzliches Protein. Fermentierte Lebensmittel wie

PROBIOTIKA

Lebende Mikroorganismen – z. B. in Joghurt und Sauerkraut enthalten.

PRÄBIOTIKA

Futter für die im Darm ansässige Mikrobiota – z. B. Ballaststoffe, enthalten beispielsweise in Haferflocken, Roggen, Bananen

Joghurt, Kefir oder fermentiertes Gemüse tragen daher besonders zur Förderung einer gesunden Darm-Blumenwiese bei. Sie stärken die Darmbarriere, verbessern das Darmmilieu und hemmen das Wachstum unerwünschter Bakterien. Sie müssen also keine teuren Bakterienstämme schlucken, es reicht, wenn Sie ausreichend Joghurt und andere natürliche Probiotika und Präbiotika verzehren.

Negative Einflüsse
Bestimmte Ernährungsweisen können das Darmmikrobiom negativ beeinflussen. Eine hohe Zufuhr von tierischem Protein, Alkohol, Zucker und Salz sowie eine geringe Aufnahme von Ballaststoffen gelten als schädlich. Zudem stehen einige Zusatzstoffe wie Emulgatoren und Süßstoffe im Verdacht, die Balance der Darmflora zu beeinträchtigen.

Welche Bakterien leben in mir?

Eine bewusste und ausgewogene Ernährung ist entscheidend, um die Gesundheit des Mikrobioms und damit die des gesamten Körpers zu fördern.
„Wenn du nur weißt, welche Bakterien in dir leben und wovon du zu viel oder zu wenig hast, kannst du einfach entsprechend Bakterien zu dir nehmen und deine Probleme sind gelöst." Ist ein toller Satz, aber stimmt er auch? Hierzu muss ich warnende Worte loswerden.

BALLASTSTOFFE MIT FRUKTOSE

Begriffe wie „Oligofruktose" oder „Fruktane" stehen oft auf Zutatenlisten und verängstigen, weil das Wort Fruktose darin vorkommt. Tatsächlich kann unser Körper diese Stoffe nicht selbst aufspalten – es sind daher Ballaststoffe. Erst im Dickdarm verstoffwechseln Bakterien diese Stoffe und bilden für uns wichtige Fettsäuren und leider auch Gase. Diese führen zu Blähungen, wenn man sie nicht regelmäßig zu sich nimmt. Das heißt: In der Karenzphase besser meiden, während der Dauerernährung sollte man sie regelmäßig und je nach individueller Verträglichkeit verzehren.

Wir wissen bereits viel über das Mikrobiom, aber noch lange nicht alles. Wir beginnen langsam erst zu verstehen, was es mit unseren Mitbewohnern auf sich hat und wie sie unsere Gesundheit mitbestimmen. Das hindert aber manche selbst ernannten Gesundheitsexperten und leider auch manche ausgebildeten Mediziner nicht daran, abstruse Dinge zu behaupten, unbestätigte Theorien zu verbreiten oder Produkte zu produzieren, die Ihnen angeblich helfen sollen. Viele Menschen versuchen ihren Darm mit zum Beispiel der Einnahme von fünf oder sieben ganz speziellen Bakterienstämmen zu heilen. Im Folgenden zeige ich Ihnen hierzu Beispiele aus der Forschung, aber bitte nehmen Sie diese Worte nicht als Grundlage für irgendwelche Therapien oder Theorien, sondern als Denkanstoß, wie sinnvoll solche „Darmsanierungen" sind.

FLORASTATUS UND DARMFLORA-ANALYSE: JA ODER NEIN?

Selbsttests für das Mikrobiom boomen. Man holt sich ein Testkit, schickt eine Stuhlprobe ein und bekommt eine genaue Auflistung der eigenen Darmflora. Daraus werden dann, gerne in Facebook-Gruppen oder durch Heilpraktiker, Behandlungen abgeleitet, Krankheiten diagnostiziert und Diäten begonnen. Ist das seriös?

Ich habe mich in den letzten Jahren ausführlich mit diesen Tests beschäftigt, viel mit Mikrobiomexperten und Testherstellern gesprochen und verschiedene wissenschaftliche Tagungen zum Thema besucht. Ich habe sogar in einem Selbstversuch die Probleme aufgezeigt. Daraus ergibt sich ein sehr klares Bild: Diese Tests bringen Ihnen (leider) nichts. Die Gründe sind vielfältig.

1. Es werden nur die Gattungen der Bakterien bestimmt, nicht jedoch die Arten. Alleine von der Gattung Lactobacillus gibt es mehr als 40 Arten im Darm und unzählige Formen dieser Arten. Doch im Befundbericht dieser Tests wird nur ganz allgemein von „Lactobacillus species" gesprochen. Das ist grundsätzlich bei Lactobacillus nicht so tragisch, aber es gibt bei anderen Gattungen, wie z. B. Escherichia coli (E. choli), durchaus wichtige Unterschiede. So kann es hier harmlose und (sehr selten) gefährliche Arten geben. Doch die würden nicht erkannt werden. Ich

hatte für einen Blogbeitrag[6] zu diesem Thema einen Hersteller solcher Tests diesbezüglich angesprochen. Die schriftliche Antwort damals war: „Unsere Methode weist nur die quantitative Messung der angegebenen Gruppen – weitere Differenzierung ist uns technisch nicht möglich. Bei einer Erhöhung z. B. der E.-coli-Keimzahl können wir also keine Aussage über Beteiligung potenziell pathogener Keime machen."

2. Es gibt keine anerkannten Grenzwerte für die Häufigkeit bestimmter Mikroorganismen im Darm. Es gibt auch keine Werte für die Diversität, ab der gesundheitsschädliche Auswirkungen gewisser Gattungen von Bakterien zu erwarten wären. Doch genau das wäre wichtig für eine seriöse Diagnose. Wie viele Bakterien von welcher Art „normal" sind und ab welchen Mengen man von Problemen sprechen kann, ist also völlig unbekannt. Dazu gibt es keine wissenschaftliche Literatur. Und doch werden beliebige Grenzwerte herangezogen, um im Befundbericht von zu viel oder zu wenig zu sprechen. Der Hersteller meint dazu: „Die Referenzwerte stammen aus internen Studien und werden jährlich überprüft."

Mein Selbstversuch

Ich habe zwei Stuhltests an einem Tag gemacht. Einen am Morgen (um 8 Uhr) und einen am Nachmittag (um 15 Uhr). Der morgendliche Stuhltest zeigte ein Ungleichgewicht mit erhöhter „Fäulnisflora", zu vielen Enterococcus-Bakterien, Siebenhundertmillionen E. coli und einem hohen pH-Wert, was Sorgen bereiten müsste. Der Nachmittagsbefund hingegen war völlig unauffällig, es waren nur noch eine Million E. coli.

Unsere Mikrobiota kämpft ums Überleben

Die westliche Ernährung stellt unsere intestinale Mikrobiota vor erhebliche Herausforderungen. Ein hoher Fruktose- und generell Kohlenhydratkonsum und mangelnde Ausgewogenheit in der Ernährung verändern sowohl die Zusammensetzung der Mikrobiota als auch deren metabolische Aktivität[7]. Studien zeigen, dass das durch diese Ernährungsweise geprägte Mikrobiom vor allem Gene für den Fruktose-Stoffwechsel, die Glukoseproduktion aus Nicht-Kohlenhydraten und die schnelle Zuckeraufnahme über die bakterielle Zellmembran aufweist, während Gene für den Abbau von Stärke oder Saccharose weniger in den Bakterien präsent sind. Dies begünstigt Bakterienstämme wie Firmicutes, die von dieser Ernährung profitieren, während wichtige Vertreter wie Bacteroidetes verdrängt werden.

Die vielfältigen weiteren Folgen
Bacteroides, zentrale Vertreter dieser Bacteroidetes, spielen eine wichtige Rolle im „Cross-feeding"-System. Das heißt, dass diese Bakterien Substrate bereitstellen, die andere für uns wichtige Darmbakterien benötigen oder die direkt in unseren Stoffwechsel eingreifen. Das Darmbakterium Bacteroides vulgatus mit seinem Stoffwechselprodukt Pantothenat hat zum Beispiel Einfluss auf einen Fettrezeptor, der eine Schlüsselrolle beim Verlangen nach Süßem spielt. Das Pantothenat ist für die Ausschüttung eines Hormons in der Leber verantwortlich, das direkt auf den Hypothalamus wirkt. Das ist jene Gehirnregion, die unser Essverhalten kontrolliert. Ein Bakterium im Darm hat also direkt etwas mit dem Verlangen nach Süßem zu tun. Spannend, nicht?

Ein Rückgang von Bacteroides-Arten zugunsten von Firmicutes-Arten führt häufig zu einem Ungleichgewicht und einem Verlust der mikrobiellen Vielfalt, weil gewisse von Bacteroides-Arten hergestellte Substrate fehlen, die andere Bakterien zum Gedeihen benötigen. Der Unterschied wird in vergleichenden Studien deutlich: Kinder aus Burkina Faso mit ballaststoffreicher Ernährung weisen eine sehr vielfältige Mikrobiota auf, die von Bacteroidetes und Actinobacteria dominiert wird, während Kinder aus Europa mit einer typischen westlichen Ernährung mehr Firmicutes und Proteobacteria und deutlich weniger Vielfalt haben. Da Firmicutes über mehr Enzyme zur Spaltung unverdaulicher Kohlenhydrate verfügen, führt ihr Übergewicht oft zu einer gesteigerten Energiegewinnung und damit einer erhöhten Kalorienaufnahme aus demselben Essen. Eine Bakteriengattung hat also mehrere Effekte auf unser Essverhalten und unsere Gewichtsprobleme. Doch es gibt noch mehr Folgen. Der Verlust mikrobieller Vielfalt wird mit einem erhöhten Risiko für Allergien assoziiert. Ein vielfältiges Mikrobiom hingegen korreliert mit Gesundheit und einem geringeren Risiko für zusätzliche Erkrankungen.

Die Erkenntnis umsetzen
Was können wir daraus für die Einnahme von Probiotika schließen? Wenn Sie weniger Firmicutes und mehr Bacteroi-

detes haben wollen, nehmen Sie ein Antibiotikum,[8] um die „bösen" Bakterien zu töten. Sie nehmen dann ein Probiotikum, um die „guten" Bakterien anzusiedeln. Diese siedeln sich zwar an, bekommen aber aufgrund Ihrer ballaststoffarmen Ernährung nichts zu essen und sterben wieder ab bzw. werden von anderen – meist „bösen" Bakterien – verdrängt. Was Sie stattdessen ändern müssten, wäre einfach nur Ihre Ernährung.

In diesem Beispiel haben wir von zwei Bakteriengattungen gesprochen, von denen es unzählige Arten gibt. Der Einfachheit halber. Im menschlichen Darm kennen wir bisher 5.000 verschiedene Mikrobenarten, wobei etwa 150 bis 200 Arten pro Individuum besonders dominant und aktiv zu sein scheinen. Und wir kennen nur etwa die Hälfte der im Darm lebenden Mikroben, da gibt es noch eine ganze Menge an völlig unbekannten Bewohnern. Und was diese Lebewesen für Einflüsse auf uns haben oder in welchen Mengen und Kombinationen sie wirken, wissen wir nicht.

Fazit: Pflegen Sie Ihre Blumenwiese

Zurück zum Bild der Blumenwiese: Wenn Sie ein paar Samen in eine bestehende Blumenwiese streuen, werden Sie nachhaltig nichts verändern. Die meisten Samen werden den Boden nicht berühren und gar nicht keimen. Andere keimen zwar, aber werden das Gesamtbild der Wiese nicht verändern. Wenn Sie aber die Blumenwiese mit Kompost düngen (das wären die Ballaststoffe), dann wird die Wiese in ihrer Vielfalt gedeihen. Mit fünf oder sieben probiotischen Stämmen nachhaltig etwas im Darm zu verändern, klingt nun vermutlich nicht mehr plausibel. Aber mit der richtigen Ernährung das Mikrobiom positiv zu beeinflussen – das funktioniert!

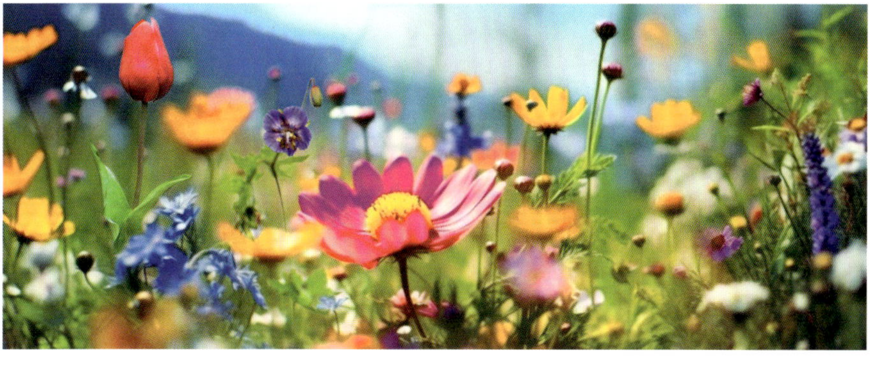

ERNÄHRUNGSUMSTELLUNG ALS THERAPIE

Die Ernährungsumstellung erscheint vielen als große Herausforderung. Doch sie ist machbar. Hier erfahren Sie, wie ein guter Übergang möglich ist.

Drei Phasen zum Ziel

Der Umgang mit intestinaler Fruktoseintoleranz erfordert ein strukturiertes Vorgehen, um Symptome zu lindern, den Darm zu entlasten und eine langfristig verträgliche Ernährung zu etablieren. Dabei hat sich ein dreistufiger Ansatz bewährt:

1. die Karenzphase
2. die Testphase
3. die Dauerernährung

Diese Phasen bauen aufeinander auf und ermöglichen es Betroffenen, ihre individuelle Fruktosetoleranz zu bestimmen und auszubauen sowie dauerhaft beschwerdefrei zu leben.

Ein Wort zur Begrifflichkeit

Ich verwende die in der praktischen Ernährungsberatung üblichen Begriffe Karenz- und Testphase statt der manchmal ebenso verwendeten Begriffe Eliminations- und Wiedereinführungsphase.

KONTROVERS DISKUTIERT

Die Fachwelt diskutiert derzeit über die Sinnhaftigkeit des 3-Stufen-Modells. Vor allem weil es oft falsch und viel zu lange durchgeführt wird und weil im englischsprachigen Raum immer der generelle und Langzeit-Verzicht auf FODMAPs[9] empfohlen wird. Dieser dauerhafte Verzicht auf Fruktose und andere Zucker ist aber kontraproduktiv.
Da wir im deutschsprachigen Raum immer schon publiziert haben, dass der Verzicht nur kurzzeitig sinnvoll ist und man nie ganz auf Zucker verzichten sollte, empfehlen die Fachgesellschaften nach wie vor dieses sehr praktikable Modell.

Die Karenzphase

Die erste Phase, die Karenzphase, dient dazu, den Darm zu beruhigen und akute Beschwerden zu lindern.

Die Dauer: ein bis zwei Wochen

Während dieser Zeit, die in der Regel ein bis maximal zwei Wochen dauert, wird die Aufnahme von Fruktose und anderen schwer verdaulichen Zuckern auf ein Minimum reduziert.

Das Ziel: Beruhigung, Stabilisierung, Linderung

In der ersten Phase der Ernährungsumstellung geht es darum, die Verdauung zu stabilisieren und mögliche Entzündungen oder Irritationen der Darmschleimhaut zu reduzieren.

Darauf kommt es an

- In dieser Phase sollten vor allem fruktosearme Lebensmittel auf dem Speiseplan stehen.
- Nahrungsmittel mit hohem Fruktosegehalt sollten strikt vermieden werden.
- Auch industriell verarbeitete Produkte, die oft versteckte Fruktose oder Maissirup enthalten, sind zu meiden.
- Kaffee, Kohlensäure und scharfes Essen sollten ebenfalls gemieden werden.
- Eine ausreichende Flüssigkeitszufuhr und regelmäßige Mahlzeiten können den Heilungsprozess unterstützen.
- Ein Ernährungstagebuch kann helfen, die Symptome und den Fortschritt zu dokumentieren.

Ein Leitfaden für die Karenzphase

Nehmen Sie sich selbst und Ihr Vorhaben, Ihre Ernährung umzustellen, wichtig. Sie tun dies, um eine dauerhafte Verbesserung Ihrer Lebensqualität zu erreichen. Gönnen Sie sich also alles, was Sie dafür benötigen und was Sie unterstützt. Folgen Sie bitte auch den Empfehlungen Ihrer Ernährungsberatung.

Vorbereitung

- Vor Beginn der Karenzphase ist es ratsam, ein Blutbild machen zu lassen, um etwaige Mangelerscheinungen zu erkennen, da bei unbehandelter Fruktoseintoleranz Mängel auftreten können. Wegen der Karenzphase selbst sind Mängel allerdings nicht zu befürchten, da sie nur kurz dauert. Nach der Karenz sollte man jedoch verstärkt auf die optimale Nährstoffversorgung achten.
- Es ist ebenso wichtig, auf mögliche zusätzliche Intoleranzen oder Allergien zu achten sowie auf andere Krankheiten, die die Karenz gefährlich machen könnten – beispielsweise Lebererkrankungen oder Essstörungen.
- Starten Sie die Karenzphase keinesfalls während einer Antibiotikaeinnahme.

- Die Karenzphase sollte daher immer in Absprache bzw. in Begleitung des behandelnden Ärzteteams und/oder der Ernährungsfachkräfte beginnen.
- Es ist wchtig, sich ausreichend Zeit zu nehmen und in einer stressfreien Phase mit der Ernährungsumstellung zu starten. Eine gute Gelegenheit bietet beispielsweise die Fastenzeit, da hier keine sozialen Essensdrucksituationen zu erwarten sind und man sich besser auf die eigene Ernährung konzentrieren kann.
- Es ist zudem wichtig, sich nicht von anderen beeinflussen zu lassen, die oft vermeintliches Expertenwissen über Ernährung haben.

Während der Karenzphase

- Auf den folgenden Seiten erhalten Sie einen Überblick über fruktosearme Lebensmittel, die jetzt vor allem auf dem Speiseplan stehen sollten. Ab Seite 102 erhalten Sie Vorschläge für Ihre Mahlzeiten.
- Vermeiden Sie das Gramm-Zählen – auch dann, wenn Sie sich an Tabellen aus dem Internet oder in Apps orientieren. Denn Fruktosetabellen stellen meist nur Richtwerte dar. Man ging vor einigen Jahren davon ab, Fruktosemengen und Glukosemengen anzugeben, da dieses Gramm-Zählen kontraproduktiv ist. Stattdessen setzt man verstärkt auf ein Ampelsystem, das alle möglichen Variablen miteinbezieht.
- Die ersten Tage der Karenzphase sollten ganz ohne Gemüse, Obst oder Zuckerarten verbracht werden, um den Darm wirklich zu entlasten. Ich aß bei meiner ersten Karenz in den ersten drei Tagen hauptsächlich Reis, Ei, Hühnerfleisch und Nudeln.
- Trinken sollte man während dieser Phase hauptsächlich Leitungswasser und Kräutertees wie Anis-Fenchel-Kümmel-Tee.
- Koffein und Zigaretten sind ebenfalls einzuschränken, da diese den Körper in einen Stresszustand versetzen, der negative Auswirkungen auf den Magen und Darm haben kann. Ich würde Ihnen, als ehemaliger starker Raucher, generell empfehlen, mit dem Rauchen aufzuhören. Es hat nur positive Aspekte, auch für den Darm!
- In der Karenzphase ist es ratsam, immer frisch und selbst zu kochen und Fertigprodukte zu vermeiden.
- Zudem sollten die Mahlzeiten in kleinen Portionen über den Tag verteilt werden, um den Verdauungstrakt nicht zu überlasten.
- Während der gesamten Karenzphase sollte man keine Ausnahmen machen. Auch wenn die Verlockung groß ist, sollte man auf unverträgliche Süßigkeiten und andere „Verführungen" verzichten, um die Phase erfolgreich

zu meistern und den Darm optimal zu entlasten.

Blähungen und Darmgeräusche sind übrigens völlig normal und gehören zum natürlichen Verdauungsprozess dazu. Gase und unangenehme Gerüche entstehen beim Verdauen und der Darm kann manchmal gurgeln, blubbern oder zwicken – das ist ein völlig normaler Vorgang (siehe Seite 66).
Auch der Stuhl kann mal fester oder weicher sein, was jedoch nicht zwangsläufig auf eine Überempfindlichkeit gegenüber Fruktose oder anderen Stoffen hinweist.

LUST AUF SÜSSES? OKAY!

Forscher des Max-Planck-Instituts fanden heraus, dass Mäuse auch vollständig gesättigt noch Zucker essen, weil bestimmte Neuronen im Gehirn sowohl Sättigung als auch Lust auf Süßes steuern. Diese Nervenzellen schütten nach Zuckeraufnahme ein Opiat aus, das ein Belohnungsgefühl erzeugt und das Verlangen nach Zuckerkonsum verstärkt. Der Mechanismus tritt sogar schon bei der Wahrnehmung von süßen Speisen ein. Untersuchungen zeigen, dass beim Menschen die gleiche Hirnregion Opiatrezeptoren besitzt und auf Zucker reagiert. Evolutionär ergibt das durchaus Sinn, da Zucker eine seltene, aber schnell verfügbare Energiequelle war, die man in vorindustrieller Zeit nicht auslassen wollte. Es ist also normal, dass wir Lust auf Süßes haben, auch wenn wir satt sind.

Muss man also in der Karenz gegen dieses Gefühl ankämpfen? Nein!
Sie dürfen Süßes essen, am besten fruktosefreie Süßigkeiten (siehe Seite 63).
Aber grundsätzlich gilt: Weniger Süßigkeiten und maximal 25 g zugesetzte Zucker pro Tag sind das Ziel.

VERTRÄGLICHE LEBENSMITTEL WÄHREND DER KARENZPHASE

Die Tabelle zeigt Nahrungsmittel, die in der Karenzzeit problemlos gegessen werden können. Im Ampelsystem wären sie alle „grün". Sie hat keinen Anspruch auf Vollständigkeit, zeigt aber, wie vielfältig Ihre Ernährung in der Karenz sein kann.

Tierische Produkte	
Butter und Buttermilch	Milch
Eier	Molke und Molkenpulver
Fisch (alle Arten)	Quark (Topfen)
Fleisch (alle Arten)	Sahne (Obers)
Hartkäse und Weichkäse ohne Zusätze	Sauerrahm
Joghurt (Natur)	Schinken (Bein-, Rohschinken)
Meeresfrüchte	Speck

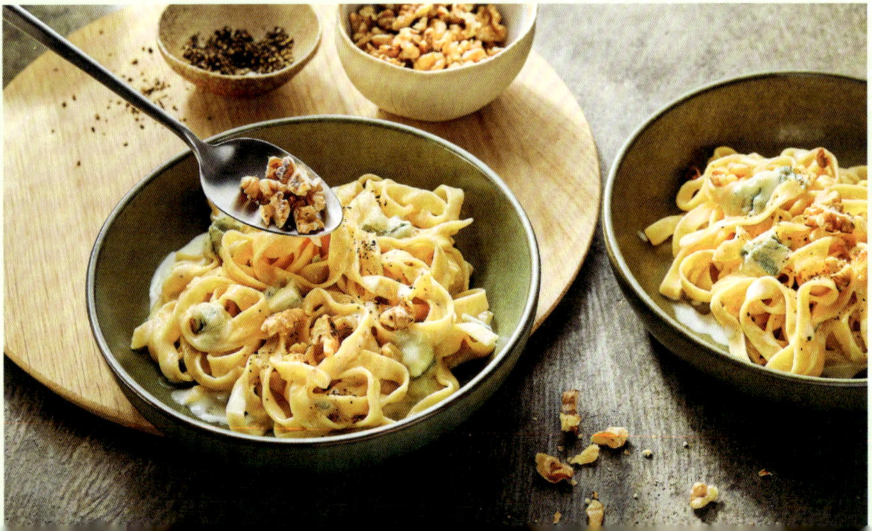

Pflanzliche Produkte	
Acerolakirsche	Kartoffeln
Amarant	Kräuter (alle Sorten)
Avocado	Kürbiskerne
Brokkoli	Leinsamen
Buchweizen	Mangold
Beeren (Himbeere, Heidelbeere), in Maßen	Möhren, in Maßen
Chicorée	Quinoa
Chinakohl	Reis
Dinkel und Dinkelflocken	Rhabarber
Feldsalat	Rucola
Fenchel	Spargel, in Maßen
Getreide (alle Sorten), Weißmehle	Spinat
Gewürze (alle Sorten)	Sprossen
Grüne Salate	Tofu
Gurke	Weizen und Weizenflocken
Hafer und Haferflocken (zart), in Maßen	Zimt
Ingwer	Zucchini, in Maßen

Weitere Lebensmittel
Brot (Weißbrot, Dinkelbrot; kein Vollkornbrot)
Essig (Kräuter- und Apfelessig)
Nudeln (ohne Zusätze)
Speiseöle
Zucker (Traubenzucker/Glukose, Malzzucker/Maltose)

Die Testphase

Sie beginnt, sobald sich die Beschwerden bessern. In kleinen Mengen und mit Bedacht werden nun fruktosehaltige Lebensmittel wieder eingeführt. Sie lernen Ihre Fruktosetoleranz kennen und testen verschiedene Nahrungsmittel.

Die Dauer: vier bis acht Wochen

Diese Phase dauert meist vier bis acht Wochen. Pro Tag wird am besten nur ein neues Nahrungsmittel getestet.

Das Ziel: den Darm wieder an Fruktose gewöhnen

Am Ende sollte klar sein, welche Lebensmittel Sie gut vertragen und welche Sie eher (noch) meiden sollten. Und Ihr Darm sollte Fruktose besser aufnehmen können, das heißt, die symptomfreie Menge der verzehrten Fruktose sollte gestiegen sein.

Darauf kommt es an

- Beginnen Sie damit, kleine Mengen fruktosearmer Obst- und Gemüsesorten wie Zucchini, Gurken oder Chinakohl in Ihre Ernährung einzubauen.
- Anschließend testen Sie nach und nach fruktosereichere Lebensmittel wie Bananen oder sogar Orangen.
- Es ist wichtig, die Reaktionen des Körpers aufmerksam zu beobachten, ohne dabei die körperlichen Symptome überzubewerten (siehe Seite 66).
- Sie beginnen in dieser Phase auch damit, neue Muster zu lernen und eine Lebensstiländerung vorzunehmen, die idealerweise zugleich ein Augenmerk auf Bewegung und Ihre psychische Gesundheit legt.
- Auch in dieser Phase ist eine Begleitung durch Fachkräfte wichtig.

Ein Leitfaden für die Testphase

Die Testphase erfordert Geduld und Disziplin, da Symptome vorübergehend wieder auftreten können. Lassen Sie sich davon nicht entmutigen, lassen Sie das Ziel nicht aus Ihrem Blick.

- Führen Sie wieder ein Ernährungstagebuch: Was haben Sie gegessen, in welcher Menge? Ob und wann kam es zu Beschwerden?
- Konsumieren Sie Fruktosehaltiges eher am Ende des Essens, nicht auf leeren Magen.
- Testen Sie eher ab dem Mittagessen, nicht schon zum Frühstück.
- Viele Betroffene entdecken, dass sie kleinere Portionen bestimmter Obstsorten gut vertragen, besonders wenn sie sie mit anderen Lebensmitteln essen. Kombinationen mit fettreichen Nahrungsmitteln können hilfreich sein, da sie die Verweildauer des Speisebreis im Darm verlängern und so die Fruktoseaufnahme verbessern. Erdbeeren in griechischem Joghurt können beispielsweise verträglicher

sein als dieselbe Menge pure Erdbeeren.

- Ab Seite 106 erhalten Sie Vorschläge für Ihre Mahlzeiten in dieser Phase. Dazu finden Sie auch Rezepte im zweiten Teil dieses Buchs.

Die Dauerernährung

Auf den Erkenntnissen der Testphase basiert diese dritte und letzte Phase.

Das Ziel: eine langfristig stabile, zuträgliche Ernährung

Ihre Ernährung soll dauerhaft Beschwerden vermeiden und gleichzeitig genügend Vielfalt bieten, um eine ausgewogene Nährstoffzufuhr sicherzustellen.

Darauf kommt es an

- Die fruktosearmen Lebensmittel und die individuell gut verträglichen Nahrungsmittel aus der Testphase bilden die Grundlage der Ernährung.
- Fruktosearme Ballaststoffquellen wie Hafer, Leinsamen oder Vollkornprodukte fördern zusätzlich die Darmgesundheit.
- Achten Sie auf eine ausreichende Versorgung mit Vitaminen und Mineralstoffen, insbesondere durch verträgliche Gemüsesorten wie beispielsweise Blattsalate (Feldsalat, Radicchio, Spinat) und Wurzelgemüse (Rettich, Radieschen, Pastinake). Auch Mandarinen und Erdbeeren sind meist gut verträglich.

MAXIMAL 25 GRAMM PRO TAG

Denken Sie daran, dass die WHO für uns alle, auch Nicht-Intolerante, maximal 25 bis 50 g zugesetzte Zucker pro Tag empfiehlt. Diese 25-Gramm-Grenze ist ebenso in der Dauerernährung bei Fruktoseintoleranz sinnvoll.

Früher empfahl man, Traubenzucker über das Essen zu streuen, um es verträglich zu machen. Auch ich habe das jahrelang praktiziert. Und bereut. Die Aufnahme von Fruktose wird durch die gleichzeitige Aufnahme von Glukose deutlich verbessert, das stimmt. Da aber die Gesamtzuckermenge dadurch drastisch steigt, ist dies keine geeignete Maßnahme.

Fruktosefreie Süßungsmittel wie Traubenzucker oder Reissirup finde ich persönlich auf Dauer nicht sehr zielführend, da sie eher zu Insulinresistenz führen, als zu helfen. Sie sollen ja Saccharose essen, aber eben in geringerer Menge.

Ein Leitfaden für die Dauerernährung

- Essen Sie eine pflanzenbetonte Mischkost mit ausreichend Protein, am besten nach dem Tellermodell (siehe Seite 85).
- Fettreiche Mahlzeiten verlangsamen die Darmpassage, wodurch mehr Fruktose aufgenommen werden kann. Verwenden Sie aber gute Fette (siehe Seite 90).
- Verzichten Sie nicht auf Obst. Als Nachspeise nach vor allem fettigem Essen können kleinere Mengen gut vertragen werden.
- Obst in fester Form ist besser verträglich als in flüssiger, denn es verbleibt länger im Dünndarm.
- Vermeiden Sie verarbeitete Lebensmittel.
- Kochen Sie nach Möglichkeit frisch.
- Sie müssen nicht komplett auf Zucker & Co verzichten. Versuchen Sie jedoch stets, unter 25 g zugesetzte Zucker pro Tag zu bleiben.
- Auf nüchternen Magen verträgt man Fruchtzucker schlechter als auf vollen Magen.
- Viele Betroffene vertragen nachmittags Fruktose besser als vormittags.
- Sport verringert die Darmpassage, daher verträgt man vor dem Sport weniger Fruktose als nach dem Sport.
- Trinken Sie ausreichend Wasser und ungesüßte Tees. Auch Kaffee ist verträglich.

AKUTE HILFE

Wenn man einmal die Diät vergessen hat oder einfach über die Stränge geschlagen hat, plagen einen die üblichen Symptome der Fruktoseintoleranz. Hier helfen einige einfache Mittel:

- Man kann die gute alte Wärmflasche auf den unteren Bauch legen. Diese Behandlung sorgt für Entspannung und tut gut.
- Man kann Schafgarben-, Fenchel-, Anis- oder Kümmeltee und andere entblähende Tees trinken.
- Bei Sodbrennen kann man mit geeigneten Medikamenten aus der Apotheke oder mit Tees gegensteuern. Lassen Sie sich in der Apotheke beraten.
- Auch leichte Übelkeit kann mit Ingwertee recht gut behandelt werden.

Eine gut umgesetzte Dauerernährung führt nicht nur zu einer stabilen Verdauung und weniger Symptomen, sondern trägt auch allgemein zu einer besseren Lebensqualität bei. Sie reduziert das Risiko von ernährungsbedingten Folgeerkrankungen und hilft, das allgemeine Wohlbefinden zu fördern. Mit Geduld und einer klaren Struktur kann die Fruktoseintoleranz erfolgreich gemanagt werden, sodass Sie Ihren Alltag weitgehend beschwerdefrei gestalten können.

Sorbit und Zuckeralkohole

Für Menschen mit Fruktoseintoleranz ist es wichtig, über Zuckeralkohole Bescheid zu wissen, um damit – insbesondere bei der Ernährungsumstellung – richtig umzugehen.
Sorbit (E420) gehört zu dieser Gruppe der Zuckeralkohole, auch Polyole genannt, und wird in der Lebensmittelindustrie häufig unter der Bezeichnung „Zuckeraustauschstoff" eingesetzt. Besonders in der Produktion von diätetischen Lebensmitteln, Backwaren und Kaugummis finden diese Zuckeraustauschstoffe eine breite Anwendung. Sorbit bindet beispielsweise Wasser im Produkt, das heißt, ein Muffin mit Sorbit bleibt länger frisch und saftig.
Ein anderer großer Vorteil von Zuckeralkoholen im Vergleich zu herkömmlichem Zucker ist ihre karieshemmende Eigenschaft, weshalb sie als zahnfreundlich gelten. Dies macht sie zu einer beliebten Alternative in Kaugummis, Zahnpflegeprodukten, zuckerfreien Süßwaren und anderen Light-Produkten.
Neben Sorbit zählen auch folgende Stoffe zur Gruppe der Zuckeraustauschstoffe:

- Mannit (E421)
- Isomalt (E953)
- Maltit (E965)
- Laktit (E966)
- Xylit (E967, auch bekannt als Birkenzucker)

Diese Stoffe bieten ähnliche lebensmitteltechnologische Vorteile und werden ebenfalls in verschiedenen Lebensmitteln und Produkten verwendet, die speziell für zuckerbewusste Konsumenten entwickelt wurden.

Sorbit und Fruktose in Kombination

Die Tatsache, dass eine Kombination aus Sorbit und Fruktose mehr Probleme verursacht als Fruktose allein, ist bereits seit den 1980er-Jahren bekannt. Dieses Phänomen betrifft grundsätzlich alle Menschen, was der Hinweis auf Kaugummiverpackungen mit Sorbit oder anderen Zuckeralkoholen bestätigt: „Kann bei übermäßigem Verzehr abführend wirken." Für Menschen mit Fruktoseintoleranz ist die Toleranzgrenze jedoch deutlich niedriger, sodass selbst geringe Mengen dieser Kombination mit Fruktose Beschwerden auslösen können.

Wichtig für die Karenz- und die Testphase

Es wird empfohlen, zu Beginn einer Ernährungsumstellung komplett auf Zuckeralkohole zu verzichten.

Langfristig jedoch sollten Sie diese wieder in die Ernährung integrieren, um Ihre individuelle Verträglichkeit zu testen und die Ernährung möglichst abwechslungsreich zu gestalten. Entscheidend ist dabei, die Menge anzupassen und exzessiven Konsum zu vermeiden.

Sorbit in unserem Stoffwechsel

Interessanterweise spielt Sorbit im Fruktosestoffwechsel des menschlichen Körpers eine natürliche und zentrale Rolle. Es fungiert als Zwischenschritt im Stoffwechselweg von Fruktose zu Glukose. Dieser körpereigene Prozess hat jedoch keinerlei Bezug zu dem Sorbit, das durch die Ernährung aufgenommen wird, da beide in völlig unterschiedlichen Kontexten verarbeitet werden.

Sorbat und Sorbinsäure? Macht nichts!

Betroffene sind immer wieder verunsichert, wenn sie „Kaliumsorbat" oder „Sorbinsäure" als Zutat lesen. Verständlich, es klingt ja wie „Sorbit".

Sorbinsäure

Sie kommt natürlicherweise in einigen Früchten vor, insbesondere in den Beeren der Eberesche (lat.: „sorbus" daher der Name), und wird häufig als Konservierungsstoff in der Lebensmittelindustrie eingesetzt. Sorbinsäure hat die E-Nummer E200. Sie hemmt das Wachstum von Hefepilzen, Schimmelpilzen und bestimmten Bakterien. Allerdings

SORBIT IN ZAHNPASTA? KEIN PROBLEM!

Ein häufig verbreiteter Irrglaube ist, dass Sorbit in Zahnpasta oder Mundspülungen Probleme bereiten könne. Dies ist jedoch nicht korrekt, da diese Produkte nicht geschluckt, sondern ausgespuckt werden. Problematisch könnte dies allenfalls bei kleinen Kindern sein, die beim Zähneputzen versehentlich größere Mengen verschlucken.
Oft wird behauptet, Sorbit könne auch über die Mundschleimhaut aufgenommen werden. Diese Annahme ist allerdings gleich doppelt fehlerhaft: Zum einen wird Sorbit tatsächlich kaum über die Schleimhaut absorbiert und zum anderen spielt dies keine Rolle, selbst wenn es der Fall wäre. Die Beschwerden entstehen nämlich durch das Sorbit, das in den Darm gelangt, und nicht durch Sorbit, das ins Blut aufgenommen wird.

ist sie nur begrenzt wasserlöslich und wird deshalb eher in trockenen oder halbfesten Lebensmitteln wie Käse, Backwaren oder Trockenfrüchten verwendet.

Sorbat

Dies ist hingegen das Salz der Sorbinsäure, wobei Kaliumsorbat und Kalziumsorbat die gängigsten Formen sind. Es besitzt ähnliche konservierende Eigenschaften wie Sorbinsäure, ist jedoch besser wasserlöslich. Dadurch eignet es sich besonders für flüssige Lebensmittel wie Getränke oder Saucen. Kaliumsorbat wird unter der E-Nummer E202 geführt und dient wie Sorbinsäure dazu, das Wachstum von Mikroorganismen zu hemmen und die Haltbarkeit von Produkten zu verlängern.
Sorbinsäure und Sorbat sind chemisch verwandt und werden als Konservierungsstoffe eingesetzt. Sorbit ist ein Zuckeralkohol, der vor allem als Süßungs- und Feuchthaltemittel verwendet wird. Ihre unterschiedlichen chemischen Eigenschaften bestimmen ihre jeweiligen Einsatzbereiche.

	Sorbinsäure	Sorbat	Sorbit
Chemische Gruppe	Organische Säure	Salz der Sorbinsäure	Zuckeralkohol
Verwendung	Konservierungsstoff (E200)	Konservierungsstoff (E202, E203)	Süßungsmittel (E420)
Wirkung	hemmt Mikroorganismen	hemmt Mikroorganismen	liefert Süße und bindet Wasser
Relevant für Fruktoseintolerante	nein	nein	ja

ALLTAGSTIPPS UND PRAKTISCHE HILFEN

In diesem Kapitel erhalten Sie eine Vielzahl an Tipps und Tricks, die Ihnen dabei helfen können, Ihre Intoleranz besser zu managen und Symptome zu lindern – von unterstützenden Tabletten über Einkaufstipps bis hin zu effektiven Methoden zur Stressreduktion. Entdecken Sie, was Sie zusätzlich zu bewusster Ernährung noch tun können, um Ihr Wohlbefinden zu steigern.

ENZYMPRÄPARATE

Bei der Fruktoseintoleranz besteht ein Problem mit den Transportproteinen im Darm, aber kein Problem mit Enzymen. Warum man dennoch Enzyme einnehmen kann und warum sie helfen, erfahren Sie im Folgenden.

Hilfreich, aber nur in Ausnahmefällen

Für Menschen mit intestinaler Fruktoseintoleranz wurde 2010 eine sehr hilfreiche Unterstützung in Form von Tabletten auf den Markt gebracht: das Enzym Xylose-Isomerase, auch häufig als Glukose-Isomerase bezeichnet.
Dieses Enzym kommt nicht natürlich in unserem Körper vor. Es hat die Fähigkeit, Fruktose in Glukose und Glukose in Fruktose umzuwandeln. Der Grundgedanke dahinter ist, dass die aufgenommene Fruktose im Darm durch das Enzym in Glukose umgewandelt wird, die dann wie gewöhnliche Glukose aufgenommen wird.

Wie wirkt das Enzym?

Das Besondere an diesem Enzym ist seine Eigenschaft, immer ein Gleichgewicht zwischen Fruktose und Glukose herstellen zu wollen. Dies bedeutet, dass es die Umwandlung von Fruktose stoppt, sobald beide Zuckerarten im Darm in gleicher Menge vorhanden sind. Da jedoch Glukose wesentlich schneller vom Körper aufgenommen wird als Fruktose, kommt es in der Regel nicht zu diesem Gleichgewicht und die Fruktose wird nahezu vollständig in Glukose umgewandelt.

Sorgfalt bei der Einnahme

Wichtig bei der Einnahme von Xylose-Isomerase ist, dass das Enzym empfindlich auf hohe Temperaturen reagiert und bei etwa 60 °C deaktiviert wird.
Daher sollte man die Kapseln niemals öffnen und in heiße Speisen einrühren oder sie im Sommer im heißen Auto liegen lassen.
Es wird empfohlen, die Kapseln direkt vor einer fruktosereichen Mahlzeit unzerkaut mit ausreichend Wasser einzunehmen. Dabei sollte man immer die Packungsbeilage des jeweiligen Produkts beachten, um die richtige Dosierung und Einnahmehinweise zu befolgen.

Nicht auf Dauer einnehmen!

Zu Bedenken ist, dass fast die gesamte Fruktose im Nahrungsbrei in Glukose umgewandelt wird. Das Überangebot an Glukose ist natürlich auf Dauer nicht sonderlich gut für den Körper, das heißt, man sollte solche Produkte nur in Ausnahmefällen verwenden. Zum Beispiel im Urlaub oder wenn man wo eingeladen ist.

EINKAUFSTIPPS

Ein bewusster und gezielter Einkauf ist für Menschen mit Fruktoseintoleranz von besonders großer Bedeutung, um sich bewusst und ausgewogen zu ernähren und dadurch Symptome zu vermeiden.

Achtung: versteckte Zuckerarten

Für Menschen mit Fruktoseintoleranz stellt der Einkauf von Lebensmitteln vor allem anfangs eine große Herausforderung dar, da viele Produkte versteckte Zuckerarten enthalten können.

Vorsicht: Verstecktricks bei der Zutatenliste

Es ist unerlässlich, beim Einkaufen die Zutatenliste von verpackten Lebensmitteln sorgfältig zu lesen. Fertigprodukte sind für eine bewusste Ernährung ohnehin nicht empfehlenswert. Zudem enthalten insbesondere viele Fertigprodukte, wie Saucen, Dressings, Fertiggerichte oder auch Snacks, Fruktose in Form von Sirup, Fruchtsaftkonzentrat, Honig oder einfach Fruktose. Diese Inhaltsstoffe können oft in Produkten versteckt sein,

KLEINE MÜHE – GROSSE WIRKUNG

Für Menschen mit Fruktoseintoleranz ist es unerlässlich, nicht nur auf die sichtbaren Zuckerarten, sondern auch auf weniger offensichtliche Zusätze und die Nährwerttabelle zu achten, um unangenehme Symptome zu vermeiden.
Das ist – gemessen am Effekt für die eigene Gesundheit – kein großer Aufwand. Und Sie werden sich ja schon bald gut auskennen.

wobei sie auf den ersten Blick scheinbar keinen oder nicht viel Zucker enthalten.

Die Zutatenliste richtig verstehen

Der Zuckergehalt wird von vielen Produzenten versteckt, indem sie verschiedene Zuckerarten verwenden. Da die Zutatenliste so aufgebaut ist, dass die mengenmäßig höchste Zutat oben steht, rutschen die einzelnen Zuckerzutaten bei Verwendung vieler verschiedener auf der Zutatenliste nach unten. Statt „Zucker" an erster Stelle, stehen dann „Glukose-Fruktose-Sirup", „Invertzucker", „Zucker", „Agavendicksaft" und „Kokosblütenzucker" ganz weit unten. Es wirkt, als ob da wenig Zucker drin wäre.

Bewusst auswählen

Berücksichtigen Sie die folgenden Tipps eine Weile geduldig, so werden Sie sie bald routiniert anwenden.

Die Wahl bei Milchprodukten und glutenfreien Produkten

Auch hierbei gibt es für Menschen mit Fruktoseintoleranz spezielle Überlegungen. Oft wird neben Fruktose auch Laktose schlecht vertragen. Dann kann der Griff zu laktosefreien Produkten oder pflanzlichen Alternativen wie ungesüßter Hafer- oder Mandelmilch sinnvoll sein. Diese pflanzlichen Getränke enthalten in der Regel wenig Fruktose und sind damit gut verträglich.

DIE NÄHRWERTTABELLE GIBT KLARHEIT

Man sollte sich zusätzlich zur Zutatenliste immer auch die Nährwerttabelle anschauen. Dort steht: „Kohlenhydrate" und „davon Zucker". Der Wert bei „davon Zucker" ist relevant, da hier alle Ein- und Zweifachzucker gemeint sind.
Ist der Wert hoch, ist Vorsicht geboten. Ist der Wert bei 0 g, so ist auch keine Fruktose im Produkt.

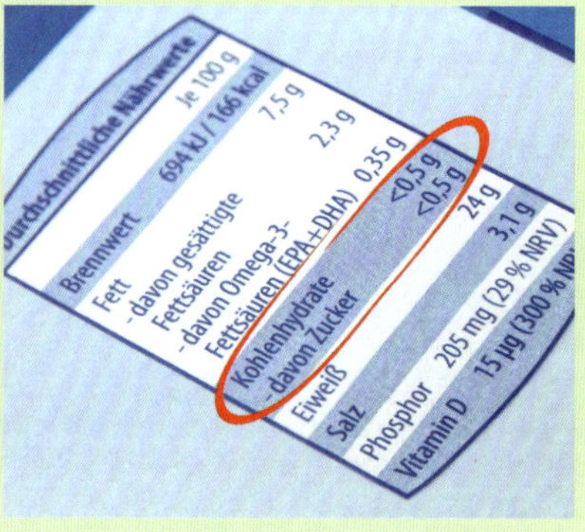

Bei glutenfreien Produkten sollten Sie vorsichtig sein, da viele glutenfreie Lebensmittel versteckte Zuckerarten oder Fruktose enthalten können. Studieren Sie also – wie immer, siehe nebenstehender Kasten – aufmerksam die Zutatenliste.

Fruktosefreie Produkte

In den letzten Jahren gibt es zunehmend speziell für Menschen mit Fruktoseintoleranz entwickelte Produkte, die in vielen Supermärkten oder Onlineshops erhältlich sind. Diese Produkte sind häufig mit einer entsprechenden Kennzeichnung versehen, sodass Sie sie leicht finden können.
Zu diesen speziellen Produkten gehören fruktosefreie Fertiggerichte, Snacks, Süßigkeiten und auch Saucen, die den Bedürfnissen von Betroffenen gerecht werden und eine einfache und sichere Ernährung ermöglichen.

Spezialisierte Hersteller und Onlineshops

Laktosefreie Nahrungsmittel bekommt man mittlerweile in jedem Supermarkt. Bei fruktosefreien Produkten sieht das noch nicht so gut aus. Es gibt aber einige Hersteller, die vornehmlich über ihre Webseite oder spezialisierte Onlineshops die Produkte verkaufen, zum Beispiel Frunix, Frusano oder Tom & Krissi's. Sie bieten beispielsweise Getränke, Aufstriche, Sirups, Süßwaren, aber auch Herzhaftes an. Ebenso gibt es reine Online-Shops für solche Spezialprodukte, zum Beispiel un-vertraeglich.de sowie zukono.de.

FRUKTOSEFREIE PRODUKTE NICHT AUF DAUER

Zu beachten ist, dass fruktosefreie Produkte meist mit Traubenzucker gesüßt sind, was sie zwar verträglich macht, aber natürlich nicht gesünder, und sie lassen den Blutzuckerspiegel schneller in die Höhe gehen.
Daher sehe ich solche Produkte als gute Alternative an, aber man sollte sie nicht regelmäßig konsumieren.

Die richtigen Getränke

Fruktosehaltige Getränke wie Fruchtsäfte, Limonade oder Softdrinks sollten Sie grundsätzlich vermeiden. Hier empfehle ich, auf Wasser, ungesüßte Kräutertees (z. B. Pfefferminz-, Kamillen- oder Fencheltee) oder Mineralwasser zurückzugreifen. Auch bei Softdrinks oder Cola sollten Sie auf zuckerfreie Varianten oder Getränke mit natürlichen Süßstoffen setzen, um keine Fruktose aufzunehmen und die Symptome nicht zu verschlimmern.

Vorausschauende Planung und gute Vorratshaltung helfen

Ein guter Tipp für Menschen mit Fruktoseintoleranz ist auch, den Vorrat an fruktosearmen Lebensmitteln gut zu planen. Haben Sie immer eine Auswahl an verträglichen Lebensmitteln und Zutaten im Haus, um bei unerwarteten Hungerattacken oder in stressigen Zeiten sichere und verträgliche Mahlzeiten zubereiten zu können und eine ausgewogene, fruktosearme Ernährung aufrechtzuerhalten.

Lagern Sie diese Lebensmittel auch vorausschauend: Ich bewahre bei mir zu Hause meine speziellen Lebensmittel, wie fruktosearme Schokolade, die ich als Nervenberuhigung manchmal benötige, getrennt von anderen Nahrungsmitteln – und außer Reichweite meiner Kinder – auf. Ich kenne auch Menschen, die ihre verträglichen Nahrungsmittel mit einem wasserfesten Stift markieren.

Für den Notfall

Wer fruktoseintolerant ist, sollte ein paar Dinge immer zu Hause haben:

- Enzympräparat
- Traubenzuckertäfelchen
- Wärmflasche
- Anis-Fenchel-Kümmel-Tee
- frischen Ingwer (für Wasser bzw. Tee)

„FRAG INGRID" – DIE PRAKTISCHE EINKAUFSHILFE

„Frag Ingrid" ist eine von mir mitentwickelte App. Sie basiert auf Daten, die ich über die letzten 20 Jahre gesammelt habe, sowie auf Umfragen unter Betroffenen. Mit ihr können Sie Nahrungsmittel nach Verträglichkeit filtern. Sie können den EAN-Code der Packung scannen und dann die entsprechende Verträglichkeit einschätzen und Sie sehen, wie andere Betroffene das Produkt vertragen haben.

Sie können in der App zweimal täglich kostenlos scannen und zweimal täglich eine Abfrage erstellen. Wenn Sie die App unlimitiert nutzen wollen, ist ein kleiner Unkostenbeitrag zu entrichten.

REISEN MIT FRUKTOSEINTOLERANZ

Ortswechsel stellen Menschen mit Fruktoseintoleranz immer vor eine gewisse Herausforderung, da alltagspraktische Routinen teilweise nicht eingehalten werden können. Hier erhalten Sie einige Hinweise, was Sie vorbeugend tun können.

Gut vorbereitet geht alles

Es gibt natürlich keine allgemeingültigen Regeln, da die Nahrung je nach Urlaubsziel und Urlaubsart variiert: vom All-inclusive-Club mit Kantinenessen über die Selbstversorgung in einer Ferienwohnung bis zum thailändischen Streetfood. Informieren Sie sich also vorab so gut wie möglich, was die lokale Küche ausmacht bzw. wie Sie voraussichtlich das Essen gestalten können.

6 To Dos für alle Fälle

- Stellen Sie sich vor der Reise auf die Sprache des Ziellandes ein. Lernen Sie einige wichtige Sätze wie „Ich habe eine Fruktoseintoleranz" oder „Bitte ohne Zucker, Honig oder Fruktose zubereiten" in der Fremdsprache, um sich im Restaurant oder beim Einkaufen verständigen zu können. Probieren Sie vorher eine Übersetzungs-App aus, zum Beispiel Google Translate oder Deepl.com, das ist eine praktische Unterstützung.
- Ich nehme mir sicherheitshalber immer Xylose-Isomerase (siehe Seite 60) mit, just in case. Falls Sie Xylose-Isomerase-Präparate einnehmen, stellen Sie sicher, dass Sie genügend einpacken. Achten Sie darauf, die Kapseln kühl und trocken zu lagern, um ihre Wirksamkeit zu erhalten.
- Mir ist aufgefallen, dass vor allem das Frühstück oft problematisch ist. Daher nehme ich mir immer verträgliche Dauerprodukte mit, die ich mir dann zum Frühstück gönne. Das sind Dauerwürste, die ohne Kühlung haltbar sind, Knäckebrot, Maiswaffeln und Dosenaufstriche. Ich habe auch schon fruktosefreie Aufstriche zum Frühstücksbüffet mitgenommen.
  Mittag- und Abendessen lassen sich oft besser meistern, auch weil da meistens weniger süße Produkte angeboten werden.
- Vermeiden Sie im Urlaub stark gewürzte Speisen, da diese den Magen-Darm-Trakt zusätzlich reizen können.

- Trinken Sie ausreichend Wasser, um den Darm zu entlasten und eine gute Verdauung zu unterstützen.
- Grundsätzlich: Hören Sie – wie immer und gerade auch wenn während des Urlaubs viel Neues auf Sie einströmt – auf Ihren Körper und greifen Sie bei ersten Anzeichen von Unverträglichkeit auf Ihre gewohnten Maßnahmen zur Linderung von Symptomen zurück.

NICHT JEDES TÖNCHEN IST EIN SYMPTÖMCHEN

Wenn Sie erst kurz nach der Diagnose oder am Anfang der Ernährungsumstellung stehen, horchen Sie wahrscheinlich besonders genau auf die Geräusche in Ihrem Inneren. Lassen Sie sich davon nicht so schnell irritieren!

Meistens kein Grund zur Sorge

Blähungen und Darmgeräusche sind vollkommen normal und gehören zum natürlichen Ablauf unseres Verdauungssystems. Oft vergessen wir, insbesondere diejenigen, die an Unverträglichkeiten leiden, dass die Verdauung ein komplexer und geräuschvoller Prozess ist, der auch unangenehme Gerüche mit sich bringen kann.

Was tönt und zwickt da und warum?

Während der Verdauung entstehen Gase, sowohl im Magen als auch im Darm, und diese müssen durch eine der beiden möglichen Öffnungen – den Mund oder den After – entweichen. Das ist ein ganz natürlicher Vorgang und grundsätzlich kein Grund zur Besorgnis. Auch Geräusche wie Gurgeln und Blubbern oder leichtes Zwicken im Bauch sind völlig normal und weisen lediglich darauf hin, dass unser Verdauungstrakt aktiv arbeitet.
Ebenso kann die Konsistenz unseres Stuhls variieren: Manchmal ist er fester, manchmal weicher – auch das ist völlig unbedenklich.

Werten Sie nicht alles als Symptom

Nicht jedes Bauchgrummeln, jede Blähung, jeder weiche Stuhlgang oder jedes Aufstoßen ist ein Hinweis auf eine zu hohe Aufnahme von Fruktose, Sorbit oder anderen schwer verdaulichen Stoffen. Es ist wichtig, diese natürlichen Reaktionen unseres Körpers nicht überzubewerten und nicht sofort als Symptom einer Unverträglichkeit oder Krankheit zu interpretieren. Wir Intoleranzgeplagten haben diese Tendenz und müssen immer wieder aktiv und bewusst dagegen angehen.

Der Verdauungsprozess ist individuell und von vielen Faktoren abhängig, einschließlich Ernährung, Flüssigkeitszufuhr, Bewegung und Stress. Unser Darm tut in den meisten Fällen einfach nur das, wofür er gemacht ist: Nahrung zu verarbeiten und nicht Brauchbares auszuscheiden. Wenn es aber übermäßige und Ihr Wohlbefinden und Leben einschränkende Ausmaße annimmt, dann ziehen Sie unbedingt ärztlichen Rat hinzu.

STRESSREDUKTION BEI FRUKTOSEINTOLERANZ

Stressreduktion ist kein Allheilmittel bei Intoleranzen, aber sie ist eine wesentliche Schraube, an der wir drehen können, um das Gesamtsystem zu verbessern.

Progressive Muskelentspannung

Stress ist ein allgegenwärtiges Phänomen und er verträgt sich mit unserer Darmgesundheit gar nicht gut. Zeitdruck, berufliche Anforderungen, private Verpflichtungen – all das kann dazu führen, dass wir uns dauerhaft angespannt und überfordert fühlen. Unser Körper, vor allem auch der Darm im Zusammenspiel mit dem Nervensystem, reagiert stark auf diesen Stress.

Vielleicht machen Sie bereits regelmäßig Übungen zur Stressreduktion. Wenn nicht, dann möchte ich Ihnen nahelegen, regelmäßig verschiedene Übungen auszuprobieren. Höchstwahrscheinlich hilft es Ihnen!

Meine Empfehlung: diese vielfach bewährte Methode

Eine der effektivsten Methoden, um Stress entgegenzuwirken, und meine Lieblingsmethode, die ich fast täglich

anwende, ist die Progressive Muskelentspannung nach Jacobson.
Der amerikanische Arzt Edmund Jacobson hat sie in den 1930er-Jahren entwickelt.

Die Vorteile der Progressiven Muskelentspannung

- Sie ist wissenschaftlich gut untersucht.
- Sie kann eine erstaunliche Wirkung auf Körper und Geist haben.
- Sie ist einfach zu erlernen.
- Sie kann nahezu überall durchgeführt werden. Alles, was Sie benötigen, ist ein ruhiger Ort, eine bequeme Unterlage sowie etwa 15 bis 20 Minuten Zeit.
- Sie kann zu jeder Tageszeit durchgeführt werden. Ich nutze sie am Abend, um nach einem anstrengenden Tag zur Ruhe zu kommen. Ich mache sie auch gerne zwischendurch mit nur ein oder zwei Muskelgruppen, wenn ich merke, dass ich gestresst bin.

Ich beschreibe die Methode ausführlich und gebe ab Seite 70 eine genaue Anleitung. So können Sie diese empfehlenswerte Methode unmittelbar ausprobieren und sich aneignen.
Für einen langfristigen Effekt empfiehlt es sich, die Übung täglich, aber mindestens zwei- bis dreimal pro Woche über einen Zeitraum von mehreren Wochen zu praktizieren. Falls Sie Unterstützung wünschen, finden Sie geführte Übungen auf Plattformen wie YouTube oder Spotify.

Die Grundidee und das Vorgehen

Die Progressive Muskelentspannung basiert auf der Idee, dass eine enge Verbindung zwischen Muskelspannung und psychischer Anspannung besteht. Indem man die Muskeln bewusst anspannt und danach wieder locker lässt, können körperliche Spannungen und damit auch stressbedingte Symptome reduziert werden. Die Methode führt Schritt für Schritt durch die verschiedenen Muskelgruppen des Körpers – von den Händen über die Arme, Schultern, Nacken bis hin zu den Beinen – und hilft, einen Zustand tiefer Entspannung zu erreichen. Der Kern ist also, bewusst zwischen Anspannung und rascher Entspannung zu wechseln. Entscheidend ist dabei, die Entspannung schnell herbeizuführen, um den Kontrast deutlich zu spüren.

Die Wirkung

Durch den Wechsel zwischen An- und rascher Entspannung, entspannen sich die Muskeln und beruhigt sich das Nervensystem. Dies führt zu verschiedenen positiven Effekten:

Reduktion der Stresshormone
Die Entspannung signalisiert dem Körper, dass keine Gefahr besteht. Die Spiegel von Stresshormonen wie Cortisol und Adrenalin werden gesenkt.

Verbesserung der Körperwahrnehmung
Man lernt, körperliche Anzeichen von Stress wie Muskelverspannungen früher zu erkennen und gegenzusteuern.

Aktivierung des Parasympathikus
Der Parasympathikus, auch als „Ruhenerv" bekannt, wird durch die Entspannung angeregt, was zu einer langsameren Atmung, einem niedrigeren Herzschlag und einem allgemeinen Gefühl der Ruhe führt.

Die Wirksamkeit ist durch zahlreiche Studien belegt, auch wenn noch niemand die Wirkung auf Menschen mit Fruktoseintoleranz oder einer anderen Intoleranz untersucht hat. Wir wissen aber, dass diese Methode bzw. eine gezielte Muskelentspannung signifikant zur Reduktion von Angst, Stress, Bluthochdruck und psychosomatischen Beschwerden beitragen kann. Das alleine ist es schon wert, es einfach mal zu probieren.
Die Stressreduktion lindert Stresssymptome und fördert ein Gefühl der Gelassenheit. Und das wirkt sich positiv auf den Darm aus. Die regelmäßigen Entspannungsübungen können zudem Schlafstörungen beheben, was ebenfalls dem Darm zugutekommt.
Im Idealfall hilft die Methode dabei, insgesamt gelassener zu werden – sei es im Umgang mit der eigenen Ernährung oder in der Wahrnehmung von Beschwerden.

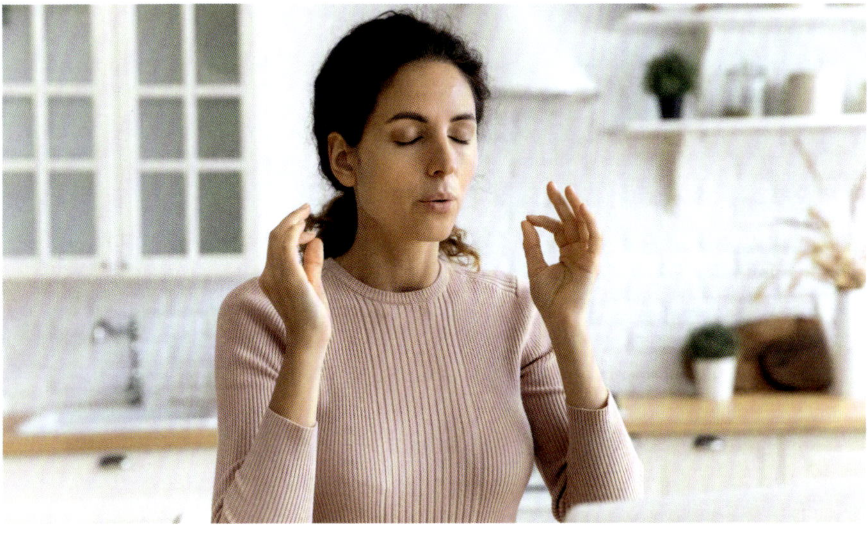

ANLEITUNG ZUR PROGRESSIVEN MUSKELENTSPANNUNG

Vorbereitung

- Nehmen Sie sich etwa 20 Minuten Zeit, begeben Sie sich an einen Ort, an dem Sie ungestört sind.
- Legen Sie sich bequem auf den Rücken. Halten Sie Ihre Beine hüftbreit auseinander und legen Sie die Arme entspannt neben den Körper.
- Schließen Sie die Augen und zählen Sie langsam von fünf auf null.
- Atmen Sie ein paarmal tief in den Bauch, um Ihren Geist zu beruhigen.

Durchführung

Spannen Sie nacheinander die einzelnen Muskelgruppen an und lösen Sie anschließend plötzlich – nicht langsam – die Anspannung.

Anspannung: Jeweils fünf bis sieben Sekunden, atmen Sie dabei weiter.

Entspannung: Plötzlich, dann spüren Sie jeweils etwa 20 bis 30 Sekunden nach.

1. Hände

- Ballen Sie die Hände zu Fäusten und spannen Sie die Muskeln in Ihren Händen an. Halten Sie die Spannung für etwa fünf bis sieben Sekunden.
- Lassen Sie die Spannung schnell los und spüren Sie etwa 20 Sekunden nach, spüren Sie, wie sich die Muskeln entspannen.

2. Hände und Arme

- Bringen Sie die Hände über den Brustkorb, ballen Sie wieder die Hände zu Fäusten und spannen Sie die Muskeln in Ihren Händen und Armen an. Halten Sie die Spannung für etwa fünf bis sieben Sekunden.
- Lassen Sie die Spannung schnell los, spüren Sie etwa 20 Sekunden nach, wie sich die Muskeln entspannen.

3. Gesicht

- Kneifen Sie die Augen zusammen und runzeln Sie die Stirn, um die Gesichtsmuskeln anzuspannen. Wieder für fünf bis sieben Sekunden.
- Lösen Sie die Spannung und entspannen Sie Ihr Gesicht vollständig.

4. Kopfdecke

- Spannen Sie die Kopfdecke an, also den Bereich, auf dem Ihre Haare wachsen.

- Lösen Sie die Spannung und entspannen Sie vollständig.

5. Schultern

- Ziehen Sie die Schulterblätter zusammen und spüren Sie die entstehende Spannung für fünf bis sieben Sekunden.
- Lösen Sie die Spannung, indem Sie die Schultern wieder locker fallen lassen.

6. Nacken

- Drücken Sie den Kopf fest gegen die Unterlage. Der Nacken spannt sich dabei an.
- Lösen Sie die Spannung und entspannen Sie vollständig.

7. Brust und Bauch

- Ziehen Sie den Bauch leicht ein und spannen Sie die Brustmuskeln an. Heben Sie dabei leicht die Beine an. Wieder fünf bis sieben Sekunden halten.
- Atmen Sie aus und lassen Sie die Muskeln plötzlich los.

8. Beine und Füße

- Spannen Sie die Oberschenkelmuskeln an, indem Sie die Beine durchdrücken, und ziehen Sie die Zehen Richtung Bauch.
- Lösen Sie die Spannung und genießen Sie die Entspannung in Ihren Beinen.

9. Ganzkörperentspannung

- Spannen Sie nun alle Muskelgruppen, die Sie bisher einzeln angespannt haben, gleichzeitig an und halten Sie diese extreme Spannung für etwa sieben Sekunden.
- Lösen Sie anschließend die gesamte Spannung plötzlich auf.

10. Abschluss

Nehmen Sie sich noch einen Moment Zeit, um den entspannten Zustand bewusst wahrzunehmen. Atmen Sie ruhig und gleichmäßig weiter. Wenn Sie möchten, können Sie sich vorstellen, wie ein warmes, beruhigendes Licht synchron zu Ihrer Atmung durch Ihren Körper fließt und Sie entspannt.

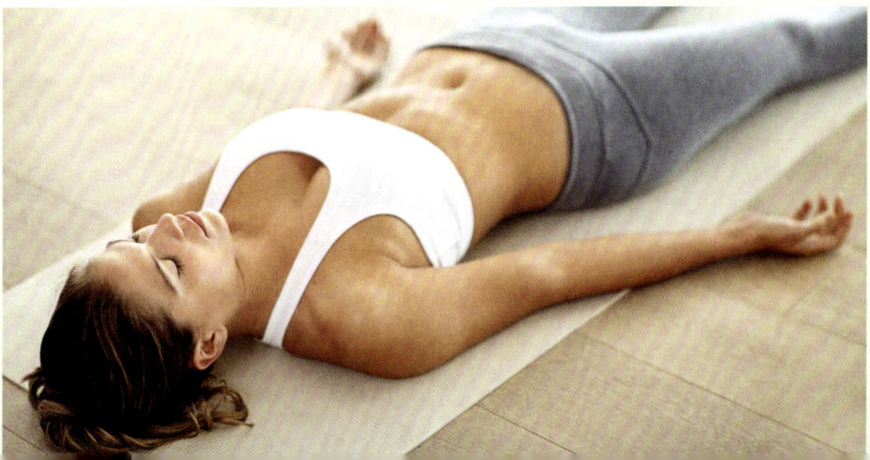

DIE FITT-METHODE BEI FRUKTOSE-INTOLERANZ

Die FITT-Methode bietet einen ganzheitlichen Ansatz, um Fruktoseintoleranz effektiv zu managen. Sie umfasst sechs Bereiche, in denen Sie aktiv werden können, um Ihre Symptome zu lindern und Ihr Wohlbefinden nachhaltig zu steigern. Mit diesem Konzept können Betroffene langfristig ein beschwerdefreies Leben führen und ihre Lebensqualität deutlich verbessern.

SECHS SÄULEN FÜR IHREN ERFOLG

In diesem Abschnitt werden die sechs Säulen kurz vorgestellt, Sie erfahren, warum und wie sie gemeinsam zur Linderung Ihrer Beschwerden beitragen können und wie Sie sie in Ihr Leben integrieren können.

Machen Sie, was für Sie möglich ist

Eine gesunde und fruktosesensible Ernährung kann ganz einfach sein! Anfangs erscheint es Ihnen vielleicht überwältigend: Worauf sollte ich achten? Was ist gut für meinen Körper? Wie lässt sich das Ganze in meinen Alltag integrieren, ohne mich durch endlose Ernährungsstudien kämpfen zu müssen? Die gute Nachricht: Es geht nicht darum, alles perfekt zu machen – sondern darum, bewusste, realistische Entscheidungen zu treffen. Mit einigen grundlegenden Prinzipien können Sie Ihrem Körper und Geist genau das geben, was sie brauchen, ohne dass es kompliziert wird.

Therapie UND Transformation

Die in von mir entwickelte FITT-Methode ermöglicht genau das. Die Abkürzung steht für „Food Intolerance: Therapy & Transformation", also „Nahrungsmittelintoleranz: Therapie und Transformation". Denn es geht ja darum, die Intoleranz zu therapieren und gleichzeitig verschiedene Dinge zu transformieren:

- Ihre Ernährung
- Ihre Psyche
- Ihr Verhalten
- Ihr Mikrobiom
- Ihr Wohlbefinden

So können Sie wieder fitter werden, im Sinne einer Steigerung der Lebensqualität und der Gesundheit. Ihr Ziel: nicht nur die Beschwerden zu lindern – sondern sich langfristig wieder kraftvoll, entspannt und frei im Alltag zu fühlen.

Die sechs Säulen der FITT-Methode

- Ernährung
- Karenzwiederholung
- Bewegung
- Mikrobiom
- Psyche
- Professionelle Beratung

Bei der folgenden Beschreibung der Säulen greife ich bereits oben Erläutertes nur noch kurz auf.

Die sechs Säulen der FITT-Methode

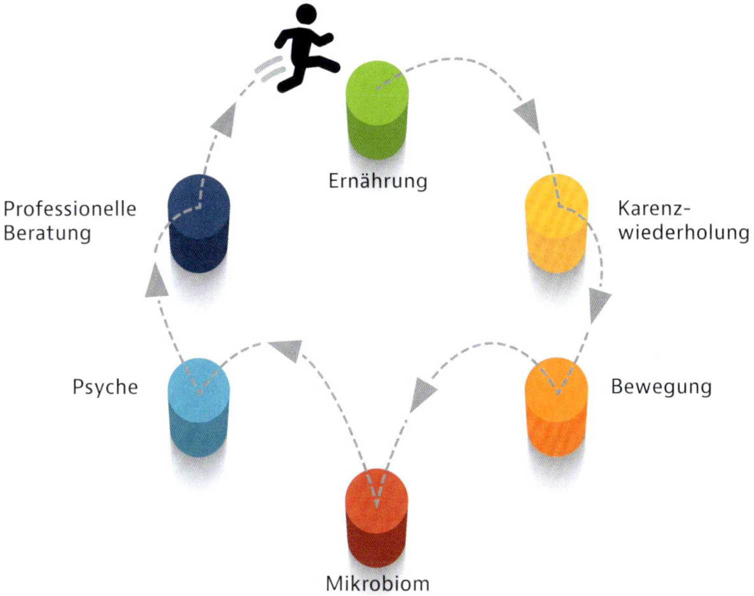

1. Säule: Ernährung

Die Ernährung spielt natürlich die zentrale Rolle bei der Bewältigung der intestinalen Fruktoseintoleranz.

Mit dem bisher Beschriebenen und dem später erörterten Tellermodell (siehe ab Seite 85) können Sie die entsprechende Ernährung im Alltag einfach umsetzen. Die Grundprinzipien der fruktosearmen Ernährung und deren schrittweise Einführung sind Ihnen nun vielleicht schon ein wenig geläufig:

Die Karenzphase

Nach der Diagnose beginnt zunächst die Karenzphase, in der jegliche Zuckerarten – insbesondere Fruktose, Saccharose und Zuckeralkohole – für etwa eine Woche strikt gemieden werden. Dann wird in einer weiteren Woche Zucker langsam wieder eingeführt. Auch der Konsum von Alkohol und Zigaretten sollte in dieser Zeit reduziert oder idealerweise ganz vermieden werden, da sie den Darm zusätzlich belasten können.

Getränke mit Kohlensäure sowie scharf gewürzte Speisen sollten ebenfalls ausgeschlossen werden, um den Verdauungstrakt nicht weiter zu reizen.

Die Testphase

Anschließend folgt die Testphase, in der nach und nach verschiedene Gemüse und später auch Obst wieder in die Ernährung integriert werden. Durch vorsichtiges Austesten verschiedener Nahrungsmittel kann festgestellt werden, welche Mengen und Kombinationen individuell verträglich sind. Dies erfordert Geduld und ein aufmerksames Beobachten der eigenen Reaktionen, um eine bestmögliche Ernährungsweise zu finden.

Die Dauerernährung

In der letzten Stufe, der Dauerernährung, werden Fruktose und andere Zuckerarten wieder in normalem Ausmaß in den Speiseplan aufgenommen – allerdings in einer bewussten und gut verträglichen Weise. „Normal" heißt hier nicht westliche Diät, sondern dass Sie der WHO-Empfehlung folgen, maximal 25 g zugesetzte Zucker pro Tag zu sich zu nehmen.
Anstatt den Körper mit Süßigkeiten zu überfordern, sollte das „Fruktosefass" vorrangig mit nährstoffreichen Lebensmitteln wie frischem Gemüse und verträglichem Obst gefüllt werden. Dennoch dürfen Sie gelegentliche süße Leckereien, die Sie gut vertragen, als bewusste Belohnung genießen.

Auf Ausgewogenheit im weiten Sinn achten

Ein weiteres Augenmerk liegt auf einer ausgewogenen, vitaminreichen Ernährung mit hochwertigen Fetten. Pflanzliche Fette wie Olivenöl und Rapsöl sollten dabei bevorzugt werden, während tierische Fette wie Butter oder Schmalz in Maßen konsumiert werden sollten. Zudem spielt der gezielte Einsatz von Ballaststoffen eine wichtige Rolle für eine gesunde Verdauung (siehe 4. Säule).

Es geht um Verträglichkeit UND Genuss

Das Ziel dieser Ernährungsweise ist nicht nur Verträglichkeit, sondern

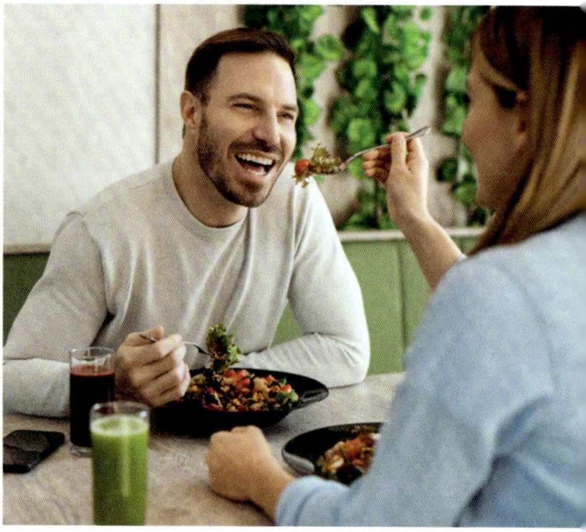

auch Genuss. Durch eine vollwertige, abwechslungsreiche und bewusste Ernährung helfen Sie nicht nur, Symptome zu vermeiden, sondern Sie sorgen auch für Wohlbefinden und Freude am Essen. Letztlich zeigt sich: Fruktoseintoleranz ist gut kontrollierbar, wenn man die eigene Toleranzgrenze kennt und bewusste Ernährungsentscheidungen trifft. Mit Geduld, Beobachtung und einem individuell angepassten Speiseplan kann ein beschwerdefreier Alltag erreicht werden.

2. Säule: Jährliche Fruktosekarenz

Fasten spielt seit Jahrtausenden in vielen Kulturen eine große Rolle und wird aus unterschiedlichen Gründen praktiziert – sei es aus spirituellen, gesundheitlichen oder Lifestyle-Motiven. Besonders bei Intoleranzen zeigt eine gelegentliche Karenzphase bei vielen Betroffenen große Wirkung. Dabei handelt es sich um eine kurze Pause von wenigen Tagen, in der Sie bewusst auf Fruktose verzichten. Diese Phase erinnert an die ursprüngliche Karenzzeit und dient als eine Art „Reset" für den Darm.

Persönlich integriere ich das jährliche Fruktosefasten in die klassische Fastenzeit. Sie eignet sich hervorragend, da es gesellschaftlich üblich ist, auf bestimmte Lebensmittel zu verzichten und man sich dadurch langwierige Erklärungen spart, warum man gewisse Dinge gerade nicht isst.

Es gibt bislang keine wissenschaftlichen Studien zum konkreten Nutzen des Fruktosefastens. Ich habe das vor vielen Jahren einfach begonnen und meine positiven Erfahrungen über den Blog meiner Webseite geteilt. Irgendwann begannen andere Betroffene das auch zu machen und deren positive Erfahrungen halfen dabei, diese Technik zu verbreiten.

Der allgemeine Nutzen des Fastens

Wissenschaftlich belegt ist jedoch der generelle gesundheitliche Nutzen von Fastenperioden, unter anderem auf die psychische Gesundheit und hier vor allem Stress. In einigen Studien wurde über eine deutliche Verringerung von Angstzuständen, Depressionen und Stress nach Fastenperioden berichtet. Die Auswirkungen des Fastens auf die psychische Gesundheit sind zwar überwiegend positiv, aber, so ehrlich muss man schon sein, oft gering. Um den langfristigen Nutzen und optimale Vorgaben für das Fasten zu ermitteln, bedarf es noch einiger Forschungsarbeit.

Wichtig ist bei der Karenz sowie beim jährlichen Fruktosefasten, auf den eigenen Körper zu hören und im Zweifelsfall Rücksprache mit einem Arzt bzw. einer Ärztin oder einer professionellen Ernährungsfachkraft zu halten (Säule 6).

3. Säule: Bewegung

Ich behandle in meinen Vorlesungen Bewegung immer als Teil der Ernährung, denn diese kann noch so gesund sein, wenn ich den ganzen Tag nur auf der Couch sitze, werde ich dennoch krank. Bewegung ist essenziell für die Gesundheit und das Wohlbefinden, da sie zahlreiche körperliche und geistige Prozesse unterstützt. Sie fördert das Herz-Kreislauf-System, verbessert die Durchblutung und senkt das Risiko für Bluthochdruck. Gleichzeitig hilft Bewegung, Muskeln aufzubauen bzw. zu erhalten. Sie aktiviert den Stoffwechsel, indem sie die Insulinsensitivität erhöht und die Blutzuckerregulation optimiert, was das Risiko für Typ-2-Diabetes senkt. Sie wirkt sich auch positiv auf die Verdauung aus, indem sie die Darmbewegungen fördert. Zusätzlich stärkt regelmäßige Aktivität das Immunsystem. Vor allem Bewegung an der Sonne und frischen Luft ist da hilfreich. Auch bei der Gewichtskontrolle spielt sie eine wichtige Rolle, da sie natürlich Kalorien verbrennt und damit ein gesundes Körpergewicht unterstützt.

Auf mentaler Ebene hat Bewegung zahlreiche Vorteile, die man nicht unterschätzen sollte. Auch sie hilft dabei, Stress abzubauen, da Stresshormone wie Cortisol reduziert und gleichzeitig Wohlfühlhormone wie Endorphine ausgeschüttet werden. Dadurch hebt sie die Stimmung und kann Symptome von Depressionen und Angstzuständen lindern. Zudem fördert sie einen erholsamen Schlaf, was zur allgemeinen Regeneration beiträgt. Regelmäßige Bewegung ist auch entscheidend für den Erhalt der Mobilität und Flexibilität im Alter – und da spreche ich nicht von 70+, sondern von 40+. Sie verbessert die Beweglichkeit der Gelenke, die Körperhaltung und die Koordination, wodurch das Risiko von Verletzungen und Stürzen verringert wird.

Insgesamt ist Bewegung ein zentraler Baustein für ein gesundes Leben. Sie stärkt den Körper, fördert die mentale Gesundheit und trägt zu einem langen, aktiven Leben bei. Schon kleine, regelmäßige Aktivitäten wie Spaziergänge oder leichte Gymnastik können einen großen Unterschied machen. Sie müssen keinen Marathon laufen, es genügt, wenn Sie pro Tag eine halbe Stunde zügig spazieren gehen, Treppen statt Lifte nützen, mit dem Rad statt dem Auto fahren oder ein paarmal die Woche ins Fitnessstudio gehen. Denn wichtig ist eine Mischung aus Ausdauer- und Kraftsport.

4. Säule: Mikrobiom

Ein gesundes Mikrobiom ist die Basis für eine stabile Darmgesundheit. Hierzu habe ich schon ab Seite 36 einiges erläutert. Im Wesentlichen geht es darum, dass einige Bestandteile unserer

Ernährung das Darmmikrobiom positiv beeinflussen können. Dazu zählen sekundäre Pflanzenstoffe, Omega-3-Fettsäuren, pflanzliches Eiweiß und Präbiotika. Werden Letztere von den Bakterien im Darm verdaut, entstehen kurzkettige Fettsäuren. Diese Stoffe sind vielseitige Unterstützer Ihres Körpers: Sie liefern Energie für die Schleimhautzellen im Darm und fördern dadurch die Schleimbildung, stärken die Darmbarriere und tragen zu einem perfekten Darmmilieu bei. Darüber hinaus wirken sie positiv auf den Blutzucker- und Fettstoffwechsel, regulieren den Appetit und unterstützen die Gesundheit von Leber und Gefäßen.
Eine ballaststoffreiche Ernährung, insbesondere durch den Verzehr von Vollkornprodukten und Hülsenfrüchten, fördert die Aktivität der nützlichen Darmbakterien und hilft dabei, wieder in ein Darmgleichgewicht zu kommen. Präbiotika finden sich vor allem in Gemüse wie Chicorée, Schwarzwurzeln, Topinambur, Spargel, Lauch und Zwiebeln, aber auch als resistente Stärke in langsam abgekühlten Kartoffeln, Reis und Hülsenfrüchten, die man dann wieder aufwärmt.

Besser nicht: Im Gegensatz dazu kann eine unausgewogene Ernährung dem Darmmikrobiom schaden. Zu viel schlechtes Fett, tierisches Eiweiß, Zucker und Salz sowie zu wenig Ballaststoffe

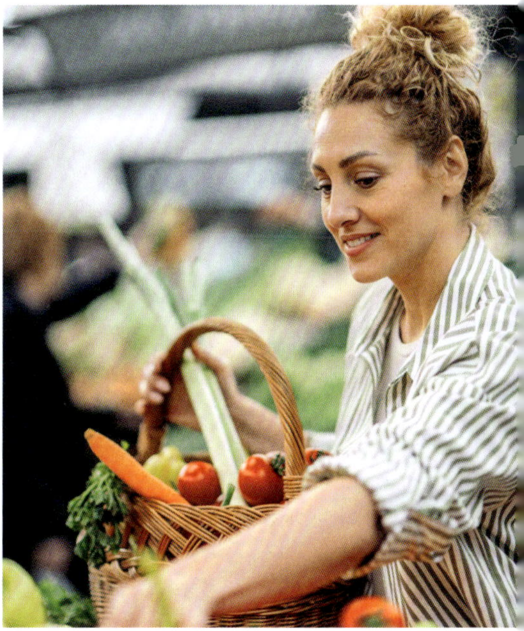

wirken sich negativ aus. Daher spielt diese Säule eng mit der Ernährung zusammen, denn über diese können wir unser Mikrobiom sehr einfach und kostengünstig positiv beeinflussen.

Ein wichtiger Faktor ist hier, frische Lebensmittel zu verzehren und so wenig Fertigprodukte und hochverarbeitete Produkte wie möglich zu essen. Sollten Sie mal Fertigprodukte essen, achten Sie auf eine möglichst kurze Zutatenliste.

Hände weg von teuren Darmkuren, dubiosen Heilsversprechungen und sinnlosen Darmfloraanalysen.

Ihr Darm reguliert sich am besten von selbst. Sehen Sie ihn wie eine Blumenwiese, die Sie pflegen. Sie wollen keinen englischen Rasen mit einer Bakterienmonokultur, Sie wollen eine bunte und vielfältige Blumenwiese, in der auch Brennnesseln in kleiner Zahl vorkommen dürfen. Düngen Sie diese Wiese mit Präbiotika (Ballaststoffe) und erfrischen Sie sie mit Joghurt und guten Käsen, aber streuen Sie keine Samen irgendwelcher anderer Blumen ein (Probiotika-Kapseln), deren Auswirkung auf die Wiese sie nicht abschätzen können. Die Wiese wird sich gut entwickeln, aber sie wird nicht das ganze Jahr über gleich sein. Manchmal blüht der Löwenzahn mehr als die Gänseblümchen, manchmal blüht der Sauerampfer mehr und dann wieder weniger. Aber die Wiese bleibt stets im Gleichgewicht.

Natürlich schaden Probiotika als Tablette oder Pulver meistens nicht, aber notwendig sind sie in diesem Zusammenhang nicht.
Sollte Ihr Arzt Ihnen Probiotika verschreiben, so wird das seinen Grund haben. Zum Beispiel bei Colitis ulcerosa oder bei der Gabe von Antibiotika hat sich die Einnahme von Probiotika als sinnvoll erwiesen.

5. Säule: Psyche

Wurde Ihnen auch oft gesagt, Ihre Symptome seien nur psychisch? Mir ging es so. Ich landete vor meiner Diagnose sogar beim Psychiater, der aber auch nicht helfen konnte. Doch tatsächlich dürfen wir den Aspekt nicht ignorieren. Unsere Psyche spielt eine große – aber eben nicht die einzige – Rolle bei Intoleranzen.

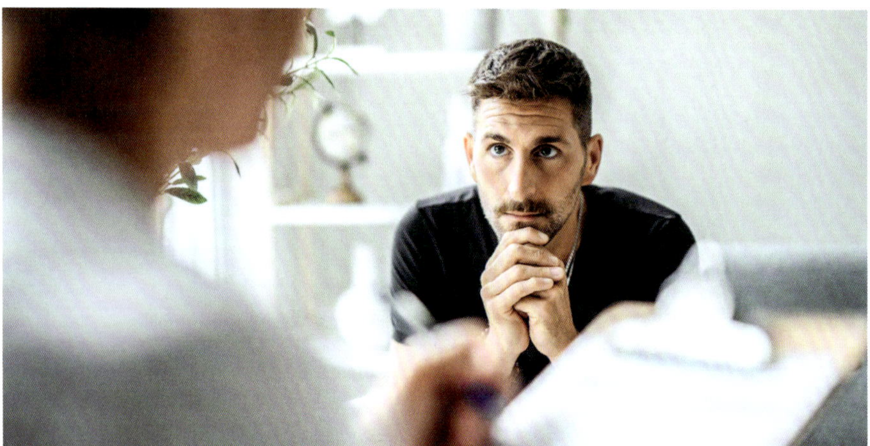

Das biopsychosoziale Modell

Dieser ganzheitliche Ansatz ist derzeit „State of the Art" in Medizin und Psychologie. Er geht davon aus, dass die Gesundheit und das Wohlbefinden eines Menschen durch das Zusammenspiel von biologischen, psychologischen und sozialen Faktoren beeinflusst werden. Es wurde in den 1970er-Jahren von George L. Engel entwickelt und steht dem rein biomedizinischen Modell gegenüber, welches Krankheiten vor allem auf körperliche Ursachen zurückführt.
Biologische Faktoren beziehen sich auf die physischen und genetischen Grundlagen des Körpers, wie genetische Veranlagungen, das Immunsystem oder hormonelle und neurologische Prozesse.
Psychologische Faktoren umfassen die emotionalen und mentalen Aspekte, wie Stressbewältigung, Resilienz, Denk- und Verhaltensmuster, oder psychische Erkrankungen wie beispielsweise Angst und Depression.
Soziale Faktoren betreffen die Umwelt und die gesellschaftlichen Rahmenbedingungen, in denen ein Mensch lebt, darunter Beziehungen zu Familie und Freunden, soziale Unterstützung, der sozioökonomische Status sowie kulturelle Einflüsse.
All das beeinflusst sich gegenseitig und am Ende das Wohlbefinden und die Gesundheit des Einzelnen.
Das biopsychosoziale Modell wird in der Medizin, Psychologie, Psychotherapie und Sozialarbeit genutzt, um komplexe Gesundheitsprobleme besser zu verstehen und Behandlungsansätze zu entwickeln, die den Menschen in seiner Gesamtheit berücksichtigen. Es betont, dass Gesundheit und Krankheit nicht nur durch körperliche Ursachen entstehen, sondern im Kontext des gesamten Lebens eines Menschen betrachtet werden sollten. Das biopsychosoziale Modell fördert damit interdisziplinäre Ansätze in der Behandlung und stellt die individuelle Perspektive in den Mittelpunkt.

Das biopsychosoziale Modell bei Fruktoseintoleranz

Hier ist der Ansatz besonders wichtig, da die Intoleranz nicht nur durch biologische Faktoren (z. B. GLUT5), sondern auch durch psychologische (z. B. Stress) und soziale Einflüsse (z. B. Lebensmittelverfügbarkeit und -auswahl) geprägt wird.

Biologische Aspekte

Die Fruktoseintoleranz hat eine körperliche Grundlage: Der Dünndarm ist nicht in der Lage, Fruktose ausreichend aufzunehmen, wodurch sie in den Dickdarm gelangt. Dort wird sie von Bakterien fermentiert, was zu Beschwerden wie Blähungen, Durchfall, Bauchschmerzen oder Übelkeit führt. Eine Diagnose und die Anpassung der Ernährung sind entscheidend, um die Beschwerden zu reduzieren und eine gute Lebensqualität zu ermöglichen.

Psychologische Aspekte

Die psychische Belastung spielt eine große Rolle bei Fruktoseintoleranz. Von dieser Unverträglichkeit betroffene Menschen können Angst vor unkontrollierbaren Symptomen entwickeln, vor allem wenn sie außer Haus essen oder neue Lebensmittel ausprobieren. Ich erinnere mich gut daran, wie ich meine Heimatstadt in saubere und unsaubere Toiletten eingeteilt habe, weil ich immer wissen wollte, wie ich schnell eine saubere Toilette finde.

Solche Angst kann zu Stress und sozialem Rückzug führen, was die Lebensqualität erheblich einschränkt. Zudem kann chronischer Stress die Symptome verstärken, da Stress den Verdauungstrakt beeinflusst. Daher ist es wichtig, Strategien zur Stressbewältigung zu erlernen oder psychologische Unterstützung zu suchen.

Soziale Aspekte

Fruktoseintoleranz wirkt sich auch auf das soziale Leben aus. Betroffene müssen ihre Ernährung oft stark anpassen, was das gemeinsame Essen in Familie, im Freundeskreis oder bei gesellschaftlichen Anlässen erschweren kann. Man wird oft als Hypochonder hingestellt, belächelt oder nicht ernst genommen. Es kann zu Gefühlen der Ausgrenzung und Einsamkeit kommen, wenn Sie spezielle Speisen ablehnen müssen oder ständig erklären müssen, warum Sie bestimmte Lebensmittel nicht vertragen. Der Zugang zu fruktosearmen Lebensmitteln hängt außerdem von sozioökonomischen Faktoren ab, da solche Produkte oft teurer und schwerer verfügbar sind. Auch der Bildungsgrad ist relevant dafür, die komplexen Zusammenhänge zu verstehen, kritisch gegenüber Heilsversprechungen zu sein und eine gewisse Ernährungs- und Gesundheitskompetenz mitzubringen.

6. Säule: Beratung

Die Zeit unmittelbar nach der Diagnose sollte jedenfalls von einer qualifizierten Fachkraft begleitet werden. Die Begleitung in den weiteren Phasen ist von Vorteil. In diesem Zusammenhang spielt eine staatlich geprüfte Ernährungsfachkraft eine zentrale Rolle, die erst auf Anweisung des behandelnden Arztes oder der behandelnden Ärztin tätig wird.

Prüfen Sie die Qualifikation von Ratgebenden

Besonders wichtig ist die sorgfältige Auswahl der Ernährungsberatung, da der Begriff „Ernährungsberater" in vielen Ländern rechtlich nicht geschützt ist. Dies bedeutet, dass sich theoretisch jede Person so bezeichnen kann, unabhängig von der tatsächlichen Qualifika-

tion. Allerdings dürfen nur speziell ausgebildete Fachkräfte Menschen mit Erkrankungen oder Nahrungsmittelintoleranzen beraten. In Österreich übernehmen diese Aufgabe ausgebildete Diätologen, während in Deutschland beispielsweise Diätassistenten oder Ökotrophologen dafür qualifiziert sind. Seien Sie vorsichtig bei Begriffen wie „Ernährungscoach" oder „Gesundheitstrainer". Hier sind oft nur Ausbildungen von wenigen Tagen oder Wochen vorgesehen, wohingegen eine qualifizierte Fachkraft mehrere Jahre an einer Hochschule oder Universität studieren muss. In Österreich ist der Beruf des Heilpraktikers verboten, in Deutschland hingegen existiert diese Berufsgruppe. Obwohl es durchaus gut ausgebildete Heilpraktiker gibt, die sich an die gesetzlichen Normen halten, begegnet man leider auch häufig Personen, die unqualifizierte und teilweise schädliche Ernährungsempfehlungen geben. Dabei muss ich auch ausdrücklich vor Ernährungsberatung auf Social-Media-Kanälen, in Chats u. Ä. warnen: Es gibt dort sicherlich gute Austauschmöglichkeiten von Betroffenen, vor allem für Rezepte oder Lifehacks, aber leider lese ich da immer wieder Beratungen und Diagnosestellungen, die mir die Haare zu Berge stehen lassen.
Lassen Sie sich die Qualifikation von Ratgebenden nachweisen – im Internet und in den sozialen Medien wie im realen Leben! Ihre Gesundheit steht an erster Stelle – achten Sie daher darauf, dass die von Ihnen gewählte Ernährungsfachkraft über eine staatlich anerkannte und fundierte mehrjährige Ausbildung verfügt.

Qualifizierte Fachkräfte finden

Diese Verbände bieten Suchmasken für qualifizierte Fachkräfte auf den Webseiten an und Information zur Übernahme von Kosten durch Krankenkassen.

Land	Verband	Fachkräftesuche
Deutschland	Deutsche Gesellschaft für Ernährung	www.dge.de
Deutschland	Verband für Ernährung und Diätik e.V.	www.vfed.de
Deutschland	Verband der Diätassistenten	www.vdd.de
Österreich	Verband der Diätolog*innen	www.diaetologie.at
Schweiz	Schweizerischer Verband der Ernährungsberater*innen	www.svde-asdd.ch

Ein ganzheitlicher Ansatz

Die sechs Säulen – Ernährung, jährliche Fruktosekarenz, Bewegung, Mikrobiom, Psyche und professionelle Beratung – wirken in einem synergetischen Zusammenspiel, um die Symptome der Fruktoseintoleranz zu lindern und langfristig wieder ein beschwerdefreies und „normales" Leben zu ermöglichen. Sie müssen dabei nicht immer alle sechs Säulen gleichermaßen beachten. Aber in Summe, über die Zeit gesehen, werden Sie mehr Erfolg haben, wenn Sie alle Säulen miteinbeziehen.
Dieser individuelle Ansatz, der Ihre persönlichen Bedürfnisse beachtet, dabei aber die Erkenntnisse der Wissenschaft respektiert, ist die beste Grundlage für mehr Energie und Wohlbefinden im Alltag.

Langfristig erfolgreich

Die Umsetzung der FITT-Methode erfordert zwar Zeit und Geduld, doch die positiven Veränderungen, die sich daraus ergeben, sind den Einsatz wert. Wichtig ist dabei, den Fokus auf eine langfristige Perspektive zu richten.
Es ist unrealistisch, innerhalb von wenigen Wochen zu erwarten, dass Sie wieder ein völlig normales Leben führen können. Seien Sie auch skeptisch gegenüber Versprechen einer schnellen Heilung – diese dienen oft nur dazu, Ihnen Geld aus der Tasche zu ziehen.
Der Umgang mit einer Fruktoseintoleranz verlangt Ihnen viel ab auf dem Weg, erfolgreich etwas an Ihrem Lebensstil zu ändern. Die Investition in diesen Prozess zahlt sich jedoch aus und führt Schritt für Schritt zu einem nachhaltig besseren Lebensgefühl und einer generell besseren Ernährung. Die Veränderungen in Hinblick auf ein gutes Leben mit Fruktoseintoleranz führen zugleich zu einer Ernährung und Lebensweise, mit der Sie gesund altern können.

Vollkommen normal

Mit der Zeit werden Ihnen die neuen Verhaltensweisen zur Gewohnheit, Sie werden Ihre eigenen Strategien entwickeln, die Empfehlungen der FITT-Methode in Ihr Leben zu integrieren, bis alles selbstverständlich für Sie wird. Zudem gebe ich Ihnen im Folgenden noch ein wichtiges Hilfsmittel für das Gelingen der Ernährungsumstellung an die Hand: das Tellermodell. Es erleichtert Ihnen, schnell und intuitiv für gesunde Mahlzeiten einzukaufen und sie zuzubereiten.

DAS TELLERMODELL

Was koche ich heute? Wieviel, wovon, kombiniert womit? Und vor allem so, dass es mir guttut, heute und langfristig. Mit dem Tellermodell, nach dem sich auch die meisten Rezepte dieses Buchs richten (ab Seite 110), haben Sie darauf schnell eine Antwort.

Ernährungswissen veranschaulichen

Das Tellermodell visualisiert auf einfache Weise eine ausgewogene, gesunde und, je nach Ausrichtung des Modells, oft auch umweltfreundliche Ernährung. Das Konzept gewinnt in der Ernährungslehre zunehmend an Bedeutung. Es löst in der Kommunikation ernährungswissenschaftlicher Erkenntnisse an Laien zunehmend die klassische Ernährungspyramide ab. Das Tellermodell ist für Menschen ohne ernährungswissenschaftliches Know-how leichter verständlich und stellt den direkten Bezug zum Essen klarer dar.

Entwicklung und verschiedene Modelle

Das Tellermodell in der Ernährungslehre wurde in den 1970er-Jahren von der Harvard School of Public Health entwickelt, insbesondere von Ernährungswissenschaftlern wie Dr. Walter Willett und seinen Kolleginnen und Kollegen. Ziel war es, eine einfache und verständliche Methode zu schaffen, die eine ausgewogene Ernährung fördert und dabei die verschiedenen Lebensmittelgruppen berücksichtigt. Das Modell wurde später von verschiedenen Organisationen und Ländern angepasst, beispielsweise in Form des „MyPlate"-Modells des US-Landwirtschaftsministeriums, des österreichischen Tellermodells oder des schweizerischen „Optimalen Tellers".

Ein praktisches Tool für die Dauerernährung

Das Ziel moderner Tellermodelle ist es, Menschen, die ihre Ernährung umstellen, eine leicht verständliche und vor allem praktikable Anleitung zu bieten: weg von einer ressourcenintensiven, ungesunden Ernährungsweise hin zu einer nachhaltigen, gesundheitsfördernden und pflanzenbasierten Ernährung. Das Modell vereinfacht komplexe wissenschaftliche Erkenntnisse und setzt sie in eine visuelle Form um, die für jeden verständlich und sehr leicht umsetzbar ist. In etwas angepasster

Form – mehr dazu erfahren Sie unten – können Sie es nach Ihrer Ernährungsumstellung für die Dauerernährung nutzen.

Viele Aspekte können einfließen

Auch die kulturellen und regionalen Besonderheiten sowie die Art und Weise, wie Lebensmittel produziert, transportiert und konsumiert werden, können in solchen Tellermodellen umgesetzt bzw. beachtet werden.

So geht es mittlerweile bei allen Tellermodellen auch um die Reduzierung der Treibhausgasemissionen. Landwirtschaft, insbesondere Viehhaltung, ist eine der größten Quellen für Treibhausgase. Die Förderung pflanzenbasierter Lebensmittel, wie es das Tellermodell der FITT-Methode tut, reduziert den Bedarf an tierischen Produkten, die für ihre Erzeugung erhebliche Mengen an Ressourcen wie Wasser oder Landfläche benötigen und hohe Emissionen verursachen. Im Fokus steht auch weniger Wasserverbrauch, denn in der Lebensmittelproduktion variiert dieser stark zwischen pflanzlichen und tierischen Lebensmitteln. Während 1 Kilogramm Rindfleisch etwa 15.000 Liter Wasser benötigt, kommt 1 Kilogramm Hülsenfrüchte oft mit weniger als 300 Litern aus. Das Tellermodell in diesem Buch betont die Wahl von Lebensmitteln, die weniger Wasser erfordern, lässt sie aber manchmal auch zu, um mehr Abwechslung in die Ernährung zu bekommen.

Ein weiterer Aspekt ist der Schutz der Biodiversität. Der intensive Anbau von Futtermitteln für Tiere und die Ausweitung von Weideflächen tragen zur Zerstörung von Lebensräumen und zum Verlust der Biodiversität bei. Eine verstärkte Nutzung pflanzlicher Lebensmittel kann diesen Trend umkehren.

Zudem ist die Verminderung von Lebensmittelverschwendung bzw. der verantwortungsvolle und achtsame Umgang mit Lebensmitteln zu nennen. Im Moment landen alleine in Deutschland 11 Millionen Tonnen unserer Nahrung im Müll statt im Magen. Das meiste davon, fast 60 %, in privaten Haushalten. Das Tellermodell der FITT-Methode betont eine ausgewogene Menge an Lebensmitteln, um Überkonsum und Abfall zu vermeiden. Durch Ihren bewussten Einkauf und die richtigen Portionierungen können Sie Verschwendung erheblich reduzieren. Zudem ist vieles essbar, was man üblicherweise wegwirft. Oder wussten Sie, dass man das frische, junge, knackige Kraut von Radieschen und Karotten essen kann? Dass der Strunk von Brokkoli gekocht wie Kohlrabi schmeckt?

Aufbau des Tellermodells

Wie sieht das Tellermodell konkret aus? Was liegt idealerweise auf Ihrem Teller? Und wie können Menschen mit Fruktoseintoleranz es umsetzen? Das erfahren Sie im Folgenden.

Das Tellermodell auf einen Blick

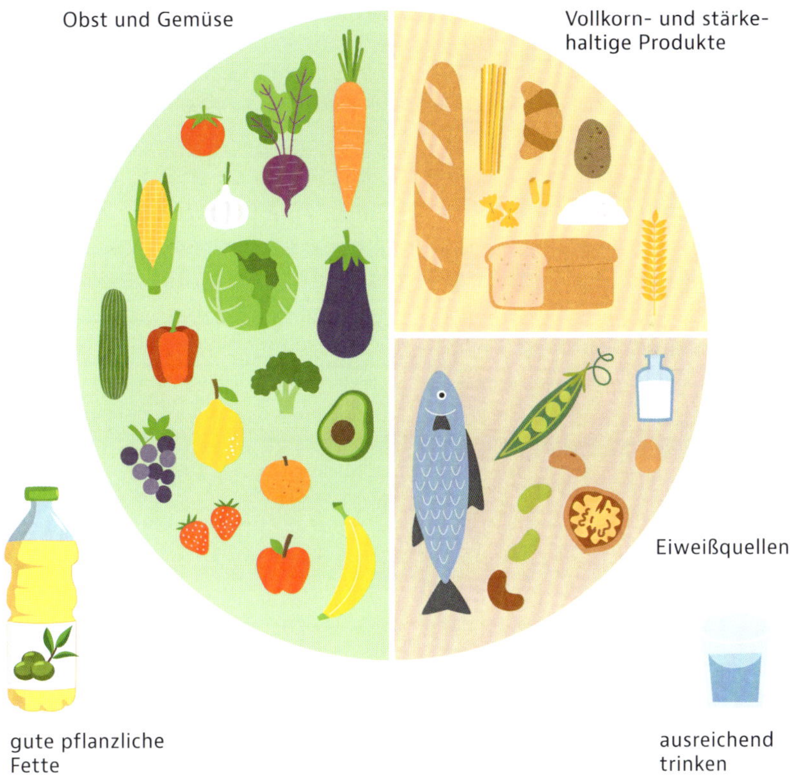

Eine Hälfte des Tellers: Obst und Gemüse

Die Hälfte der Mahlzeit sollte aus Obst und Gemüse bestehen – idealerweise frischen, regionalen und saisonalen Produkten. Die EAT-Lancet-Kommission betont, dass der Konsum von mehr pflanzlichen Lebensmitteln ein Schlüsselfaktor ist, um die globalen Emissionen aus der Landwirtschaft zu senken und gleichzeitig die Gesundheit zu verbessern.

Für Menschen mit Fruktoseintoleranz
Dieser Teil des Tellers stellt für Sie möglicherweise das größte Problem dar. Welche Nahrungsmittel sind verträglich genug, um solche Mengen zu sich zu nehmen? Berücksichtigen Sie einfach die wesentlichen Punkte:

- Minimieren Sie die Menge an zugesetzten Zuckern. Füllen Sie also die Hälfte des Tellers vorrangig mit gut verträglichem Gemüse und Obst, nicht mit Fruktose aus Fertigprodukten, Säften oder Süßkram.
- Auch Salat kommt auf diesen Teil Ihres Tellers. Gurkensalat und grüner Salat sind gut verträglich und können fast immer zum Auffüllen der Gemüseportion herangezogen werden. Hier sind die Variationen enorm. Nicht nur gibt es unterschiedliche grüne Salate (Lollo rosso, Endivie, Kopfsalat, Pflücksalat, Feldsalat, ...), man kann über die Dressings nahezu unendliche Geschmacksvariationen erzeugen. Von asiatisch über italienisch, von süßsauer bis zitronig. Salat ist außerdem regional und ganzjährig verfügbar und auch in den meisten Mensen und Kantinen erhältlich.

Ein Viertel des Tellers: Vollkornprodukte und stärkehaltige Lebensmittel

Ein Viertel der Mahlzeit besteht aus Vollkornprodukten wie Quinoa, braunem Reis, Hafer oder Vollkornbrot. Diese Lebensmittel sind eine wichtige Quelle für Ballaststoffe, Vitamine und Mineralstoffe. Im Gegensatz zu raffinierten Kohlenhydraten wie Weißbrot oder Pasta haben Vollkornprodukte einen geringeren Einfluss auf den Blutzuckerspiegel und tragen zu einem lang anhaltenden Sättigungsgefühl bei. Und sie sind das wichtige Futter unserer guten Darmbewohner (siehe Seite 38).

Für Menschen mit Fruktoseintoleranz
Hier gibt es bei Fruktoseintoleranz keine besonderen Einschränkungen, außer dass Sie natürlich vorrangig die Produkte wählen, die Sie als für Sie gut verträglich getestet haben, und auch hier Fertigprodukte – und damit versteckte Zucker – meiden sollten.

Ein Viertel des Tellers: Eiweißquellen

Das andere Viertel der Mahlzeit sollte aus Proteinlieferanten zusammengesetzt sein.
Proteine bestehen aus Aminosäuren und erfüllen zahlreiche Funktionen im Körper, wie Zellwachstum, Aufbau von Muskeln, Knochen, Haut und Organen, sowie die Unterstützung von Stoffwechselprozessen, Enzymen und dem Immunsystem. Pflanzliche und tierische Proteine werden im Körper in Aminosäuren zerlegt und sind beide wichtig für den Muskelaufbau.

Tierische Proteine haben eine höhere Bioverfügbarkeit, da ihre Struktur den menschlichen Eiweißen ähnelt, was ihre Verarbeitung erleichtert.
Im Gegensatz dazu enthalten pflanzliche Proteinquellen keine gesättigten Fette oder Cholesterin und bieten zusätzlich Ballaststoffe, Vitamine und sekundäre Pflanzenstoffe, was sie gesundheitsfördernd macht.
Um alle wichtigen Aminosäuren zu bekommen, reicht es, eine Fleischsorte zu essen. Man muss allerdings verschiedene pflanzliche Quellen verzehren, um alle essenziellen Aminosäuren abzudecken. Das Stichwort ist also wieder: Diversität.
Daher liegt der Fokus beim Tellermodell auf pflanzlichen Proteinen wie Hülsenfrüchten (Linsen, Bohnen, Erbsen, Soja), Nüssen oder Samen.
Tierische Eiweiße, wie Fleisch, Milchprodukte oder Eier, sollten eher in Maßen konsumiert werden. Die EAT-Lancet-Kommission empfiehlt, den Fleischkonsum stark zu reduzieren, insbesondere den von rotem und verarbeitetem Fleisch, das mit negativen Gesundheitsauswirkungen und hohen Treibhausgasemissionen verbunden ist. Auch die Österreichische Gesellschaft für Ernährung und die Deutsche Gesellschaft für Ernährung haben die Verzehrempfehlung für rotes Fleisch auf 300 g pro Woche reduziert – das ist z. B. ein Brot mit Schinken und ein Schnitzel.

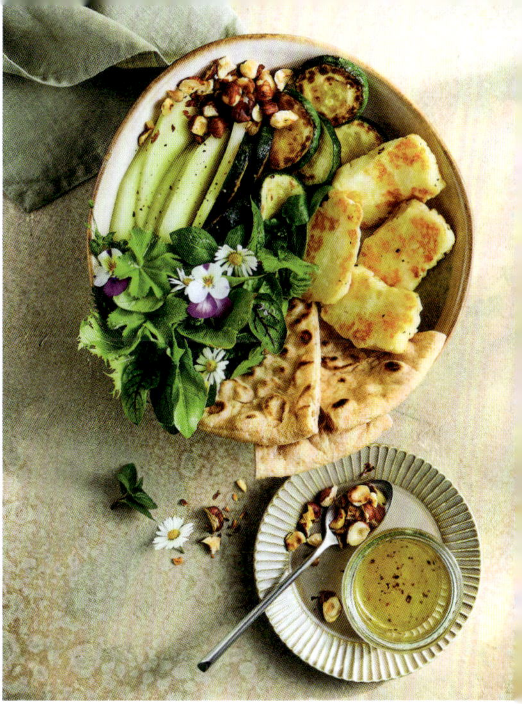

Für Menschen mit Fruktoseintoleranz

- Gute pflanzliche Eiweißquellen sind Tofu, Seitan, Erbsen, Tempeh, Sojajoghurt, Sojamilch sowie geschrotete Samen wie Hanf- und Leinsamen. Auch Nüsse wie Walnüsse liefern wertvolles Eiweiß. Samen und Nüsse enthalten in der Regel zwischen 15 und 25 g Eiweiß pro 100 g und stehen damit tierischen Produkten wie Fleisch in nichts nach.
- Ernährungsphysiologisch gesehen sind gute tierische Eiweißquellen Eier, Geflügel oder Fisch.

Schlecht schneiden fettes Schweinefleisch, gepökeltes oder geräuchertes Fleisch sowie Wurstprodukte ab.

VEGETARISCHE UND VEGANE ERNÄHRUNG

Wer sich trotz Fruktoseintoleranz vegan ernähren will, steht vor großen Herausforderungen. Tatsächlich ist dies schwierig und ein Ernährungsplan sollte jedenfalls nur mit einer Ernährungsfachkraft erarbeitet werden. Vegetarische Ernährung fällt da schon leichter, da ja Milchprodukte und Eier gute und fruktosefreie Eiweißquellen sind.

Wenn Sie Fleisch essen, achten Sie auf die Vorgaben der DGE und konsumieren Sie nicht mehr als 300 g rotes Fleisch pro Woche.

Gesunde Fette und Flüssigkeit

Im Tellermodell sind gesunde Fette und ausreichend Flüssigkeit vorgesehen, die essenziell für den Körper sind und unter anderem die Aufnahme fettlöslicher Vitamine unterstützen und die nach Belieben den anderen Bestandteilen zugefügt werden können.

- Beim Kochen sollten Sie vor allem pflanzliche Öle verwenden, da sie reich an wertvollen ungesättigten Fettsäuren sind. Rapsöl ist dabei besonders empfehlenswert, da es ein ausgewogenes Verhältnis von Omega-3- und Omega-6-Fettsäuren aufweist.
- Für die kalte Küche eignen sich native oder kalt gepresste Öle wie Olivenöl, Leinöl, Walnussöl oder Kürbiskernöl, da diese ebenfalls hochwertige ungesättigte Fettsäuren liefern. Wer auf Regionalität und Nachhaltigkeit achten will, sollte Olivenöl sparsam einsetzen und Rapsöl bevorzugen.
- Tierische Fette wie Butter und Schmalz sollten hingegen sparsam und nur in kleinen Mengen verwendet

KEINE ANGST VOR ZU VIEL GESUNDEN FETTEN!

Eine bewusste Auswahl und der maßvolle Einsatz von Fetten tragen erheblich zu einer gesunden Ernährung bei. Fette sind zwar hochkalorisch, aber sie spiegeln sich bei einer ausgewogenen Ernährung kaum in Pfunden an der Hüfte wider.

werden, da sie vorwiegend gesättigte Fettsäuren enthalten, die in größeren Mengen z. B. das Risiko für Herz-Kreislauf-Erkrankungen steigern können.

- Ausreichend zu trinken ist wichtig, weil unser Körper zu einem großen Teil aus Wasser besteht und viele lebenswichtige Funktionen davon abhängen. Wasser unterstützt den Stoffwechsel, hilft bei der Verdauung, reguliert die Körpertemperatur und sorgt dafür, dass Nährstoffe transportiert und Abfallstoffe ausgeschieden werden können. Auch Konzentration, Leistungsfähigkeit und ein gesunder Kreislauf hängen eng mit der Flüssigkeitszufuhr zusammen. Schon leichter Wassermangel kann zu Müdigkeit, Kopfschmerzen oder Verstopfung führen. Deshalb wird empfohlen, täglich etwa 1,5 bis 2 Liter Wasser zu trinken – bei Hitze, Sport oder Krankheit entsprechend mehr.
Darf man Alkohol trinken? Eine berechtigte Frage. Die DGE sagt, dass es keine gesundheitlich unbedenkliche Menge Alkohol gibt – aus präventivmedizinischer Sicht ist also ein vollständiger Verzicht empfohlen.
Aus praktischer Sicht spricht jedoch für viele Betroffene nichts gegen ein gelegentliches Glas. Besonders trockene Weine und Lagerbiere enthalten sehr wenig Fruktose. Mein Tipp: Mit Mineralwasser gespritzt enthält beides weniger Fruktose pro Glas und ist zusätzlich magenfreundlicher.

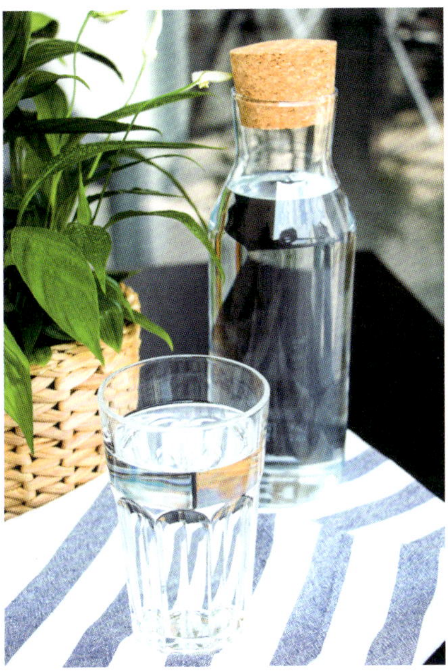

Für Menschen mit Fruktoseintoleranz

Hier gibt es bei Fruktoseintoleranz keine besonderen Einschränkungen – abgesehen davon, dass Sie generell auf Fruchtsäfte verzichten sollten.

Schnelle Hilfen für die Praxis

Probieren Sie es einfach aus:

- Die Hälfte des Tellers sollte aus Gemüse, einschließlich Salat, bestehen, ein Viertel aus Eiweiß und ein Viertel aus Kohlenhydraten.

Die Veranschaulichung der Bestandteile einer gesunden Mahlzeit auf der nächsten Seite kann Sie beim Einkauf und Kochen unterstützen. Ihre individuell verträglichen Lebensmittel können Sie dabei natürlich nach Belieben kombinieren.

- Auf Seite 94 gibt es eine Hilfestellung zur Portionierung. Nutzen Sie sie in der Zeit der Umstellung häufig, so werden Sie bald auch ohne spezielle Rezepturen das richtige Gefühl für gesunde Mengen haben.
- Im 4-Wochen-Plan ab Seite 96 für die Ernährungsumstellung gibt es auch Hinweise auf Rezepte für die Karenz- und Testphase.
- Die Rezepte für die Dauerernährung ab Seite 132 orientieren sich am Tellermodell und berücksichtigen spezielle Ernährungsbedürfnisse von Menschen mit Fruktoseintoleranz. Da während der Karenz- und Testphase der Verzehr von Obst und Gemüse reduziert wird, funktioniert da das Tellermodell natürlich nicht.

BESTANDTEILE IHRER MAHLZEIT NACH DEM TELLERMODELL

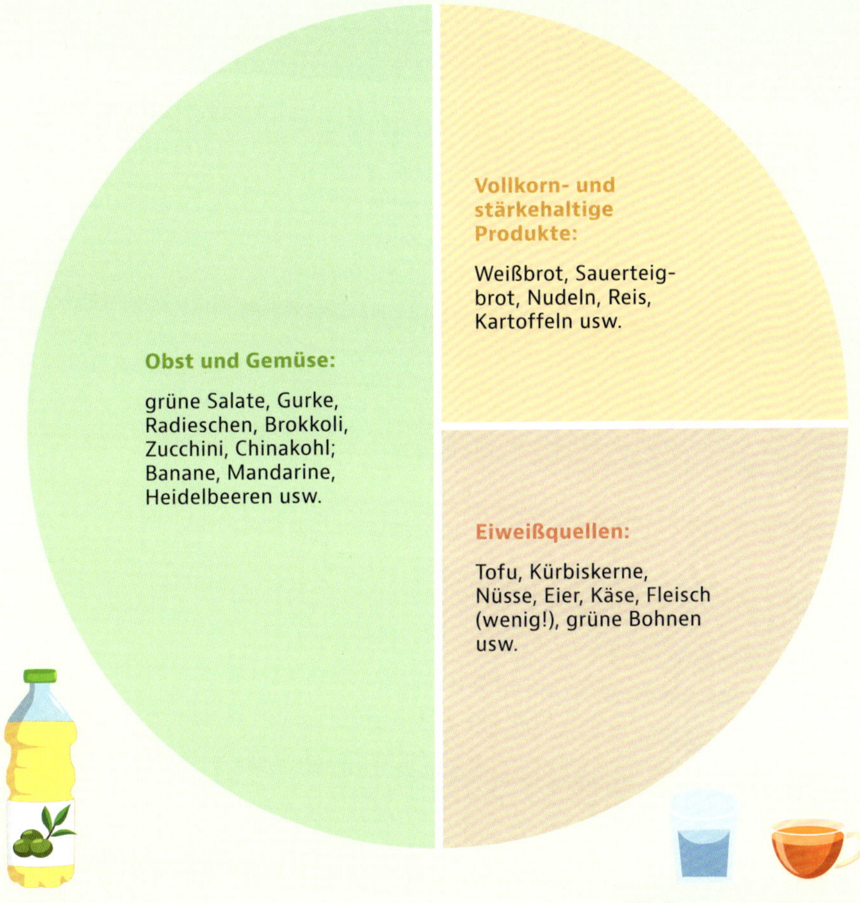
Vollkorn- und stärkehaltige Produkte:
Weißbrot, Sauerteigbrot, Nudeln, Reis, Kartoffeln usw.
Obst und Gemüse:
grüne Salate, Gurke, Radieschen, Brokkoli, Zucchini, Chinakohl; Banane, Mandarine, Heidelbeeren usw.
Eiweißquellen:
Tofu, Kürbiskerne, Nüsse, Eier, Käse, Fleisch (wenig!), grüne Bohnen usw.

gute pflanzliche Fette:
Rapsöl, Olivenöl, Leinöl, Sesamöl usw.

Trinken:
Wasser und Tee; in der Dauerernährung auch stark verdünnte Fruchtsäfte

PORTIONSGRÖSSEN FÜR MENSCHEN MIT FRUKTOSEINTOLERANZ

Beim Tellermodell bleiben die Mengenverhältnisse der einzelnen Komponenten gleich, während die Portionsgrößen je nach Alter, Geschlecht, Körpergröße und körperlicher Aktivität variieren. Für den Alltag und bei der Zubereitung ohne Rezeptvorgaben kann die folgende Tabelle eine nützliche Orientierungshilfe zur Einschätzung von Portionsgrößen und Mengenverhältnissen bieten.

Die Angabe erfolgt in Maßeinheiten, die pro Person variieren. Wenn wir von einer Faust Reis sprechen, so ist die Faust eines 7-jährigen Kindes kleiner als die seiner 60 kg schweren Mutter und seines 100 kg schweren Vaters. Entsprechend ist die Portionsgröße bei allen dreien anders, kann aber mittels der Angabe einer Faust gut angegeben werden.

Lebensmittel	Portionsgröße
Wasser	1 Glas (250 - 500 ml)
Gemüse, Obst	½ - 1 Faust, je nach Verträglichkeit
Brot, Gebäck	1 Handfläche
Getreideflocken	1 Handvoll
Reis (gekocht)	2 Fäuste
Kartoffeln	2 Fäuste
Nudeln (gekocht)	2 Fäuste
Hülsenfrüchte (gekocht)	½ Faust
Milch, Joghurt	1 Glas (250 ml)
Käse	2 dünne Scheiben
Hüttenkäse	1 Faust
Fleisch, Fisch	1 handtellergroßes, fingerdickes Stück
Wurst	bis zu 3 handtellergroße Scheiben
Nüsse, Samen	2 Esslöffel
gesunde Öle	2 Esslöffel
Butter, Margarine	1 Esslöffel

Tabelle angelehnt an den österreichischen gesunden Teller, „Gesund essen, gut fürs Klima", adaptiert für Fruktoseintoleranz

Der soziale Aspekt des Essens

Einen der wichtigsten Aspekte der Ernährung möchte ich hier noch hervorheben: die Gemeinsamkeit.
Das gemeinsame Essen fördert das körperliche und emotionale Wohlbefinden. Es stärkt zwischenmenschliche Beziehungen, da es die Möglichkeit schafft, Zeit miteinander zu verbringen, sich auszutauschen und die Bindung zueinander zu vertiefen. Ob in der Familie, im Freundeskreis oder unter Kollegen – das gemeinsame Mahl fördert das Gefühl der Zusammengehörigkeit und Gemeinschaft. Gleichzeitig verbessert es generell die Kommunikation, da beim Essen oft ungezwungene Gespräche stattfinden, die das gegenseitige Verständnis stärken und Konflikte reduzieren können.
Auch die psychische Gesundheit profitiert vom gemeinsamen Essen in einer entspannten Atmosphäre. Es hilft, den Alltag hinter sich zu lassen und den Moment zu genießen, was Stress abbauen und Einsamkeitsgefühle mindern kann. Der Austausch mit anderen hebt die Stimmung, steigert das Wohlbefinden und schafft positive Erinnerungen. Darüber hinaus fördert das gemeinsame Essen gesunde Essgewohnheiten, da Menschen oft bewusster essen und sich an ausgewogenen Mahlzeiten orientieren, wenn sie diese mit anderen teilen. Besonders bei Kindern trägt es zur Vermittlung eines gesunden Essverhaltens und zur Entwicklung sozialer Fähigkeiten bei.

Ein guter Impuls für Sie und Menschen, die Sie mögen

Für Menschen, die alleine leben, ergibt es sich nicht von selbst, dass sie mit anderen Mahlzeiten einnehmen. Auch in vielen Familien ist es nicht mehr selbstverständlich, dass man wenigstens einmal am Tag gemeinsam isst. Und Menschen mit Fruktoseintoleranz finden es zudem oft kompliziert, für sich und andere gut zu sorgen.
Geht es Ihnen auch so? Dann möchte ich Sie auch hierin zu einem neuen Anlauf ermutigen: Verabreden Sie sich öfter einmal zum Essen und beginnen Sie, ab und zu Freunde, Kollegen oder Nachbarn zum gemeinsamen Kochen und Essen einzuladen. Verschaffen Sie sich und Menschen, die Sie mögen, immer wieder diese wertvollen Momente der Begegnung, des Austauschs und der gegenseitigen Unterstützung, der Sie sowohl körperlich als auch emotional bereichert.

DER 4-WOCHEN-PLAN FÜR DIE ERNÄHRUNGS-UMSTELLUNG

Jeder Mensch ist einzigartig – deshalb sollte auch die Ernährung individuell angepasst sein. Dieser 4-Wochen-Plan bietet Ihnen eine grundlegende Orientierung, um Ihre Fruktoseintoleranz Schritt für Schritt in den Griff zu bekommen.

IHR 4-WOCHEN-LEITFADEN

Hier erhalten Sie einen kurzen Überblick, was Sie in den einzelnen Phasen berücksichtigen sollten. Konzentrieren Sie sich zunächst einfach nur auf die zu der Phase angegebenen Punkte.

Auf Ihre persönlichen Bedürfnisse kommt es an

Dieser 4-Wochen-Plan dient als Orientierungshilfe. Da jeder Mensch einzigartig ist und seine individuelle Lebens- und Krankheitsgeschichte mitbringt, sollte eine Ernährungsumstellung immer auf die persönlichen Bedürfnisse abgestimmt werden. Ein Buch kann diese Individualität nicht vollständig abbilden, doch eine Ernährungsberatung kann hierbei wertvolle Unterstützung bieten. Um eine maßgeschneiderte Planung zu gewährleisten, ist es also ratsam, dass Sie einen staatlich anerkannten Ernährungsexperten (Diätologen, Diätassistenten) konsultieren, auch weil Aspekte wie Portionsgrößen, körperliche Aktivität und Grundumsatz eine wichtige Rolle spielen. Ebenso sollten Ihre persönlichen Vorlieben und Geschmackspräferenzen berücksichtigt werden. Betrachten Sie diesen Plan daher eher als Inspiration und nicht als starres Konzept.

Das Ziel des 4-Wochen-Plans

Dieser 4-Wochen-Plan zur Ernährungsumstellung nach der Diagnose einer intestinalen Fruktoseintoleranz soll Ihnen helfen, Ihre Ernährung erfolgreich zu gestalten. Beachten Sie dabei auch die anderen Säulen der FITT-Methode, zu Beginn vor allem die Bewegung, das Mikrobiom, die Psyche und die Beratung.

Der Plan soll Ihnen eine Orientierungshilfe geben und Ihnen ein Gefühl für die nächsten Schritte vermittelt. Mit seiner Hilfe werden Sie Ihre Symptome lindern, ein besseres Verständnis für Ihren Körper entwickeln und herausfinden, welche Lebensmittel langfristig verträglich sind. Doch er ist weder das Ende Ihrer Reise noch eine detaillierte Vorgabe.

Viele kleine Schritte für eine große Sache: allgemeine Hinweise

Der Plan legt Wert auf eine schonende Umstellung hin zu der gesunden, darmfreundlichen Ernährung.

- Besonders in den ersten Tagen sollten Sie vor allem Wasser und ungesüßten Tee trinken. 1,5 bis 2 Liter pro Tag werden empfohlen, abhängig von Wetter und Aktivität.
- In den ersten Tagen spielt das Tellermodell noch keine Rolle, es sollte jedoch während der Dauerernährung berücksichtigt werden.
- Wichtig: Führen Sie während des gesamten Prozesses ein Ernährungs- und Symptomtagebuch, um Zusammenhänge zwischen Lebensmitteln und Beschwerden besser nachvollziehen zu können.
- Greifen Sie zur Orientierung auf die Auflistung fruktosearmer Nahrungsmittel auf Seite 50 zurück.

Wochen 1 und 2: Karenzphase

Das Ziel

Zuerst geht es darum, eine fruktose- und zuckerarme Ernährung einzuhalten, um den Darm zu entlasten und Symptome zu reduzieren. In dieser Phase werden ausschließlich gut verträgliche Lebensmittel verzehrt, um dem Darm Ruhe zu gönnen und Körper sowie Psyche zu stabilisieren.

Verträgliche Nahrungsmittel

- Proteine: Mageres Fleisch (Huhn, Pute), Fisch, Eier – pflanzliche Proteine betonen wir in den ersten Tagen noch nicht, da diese das „Fruktosefass" mit auffüllen würden.
- Getreide: Reis, Kartoffeln, Nudeln (kein Vollkorn)
- Fette: bevorzugt Raps- oder Olivenöl, doch alle Fettarten sind verträglich
- Nüsse: vor allem Walnüsse, Haselnüsse und Mandeln (nicht geröstet, nicht gesalzen, ohne Honig oder Zuckerzusatz)
- Milchprodukte: ungesüßte Varianten, z. B. Naturjoghurt, Quark, Käse
- Getränke: Wasser, ungesüßte Kräutertees; ungesüßter Kaffee in Maßen
- Gemüse: Gurke, Zucchini, Spinat, Chinakohl in moderaten Mengen

Lebensmittel, die Sie vermeiden sollten

- Obst – auch fruktosearmes
- Zucker und Süßstoffe wie Sorbit, Xylit, Agavendicksaft, Sirups, Honig
- Fertigprodukte (wegen oft versteckter Fruktose oder Zuckeralkohole)
- Hülsenfrüchte (z. B. Linsen, Erbsen)
- Getränke mit Kohlensäure, gesüßte Getränke und Alkohol

Hinweise zur Durchführung

- Führen Sie Ihr Ernährungs- und Symptomtagebuch.
- Setzen Sie in dieser Zeit am besten auf einfache, selbst zubereitete Mahlzeiten mit wenigen Zutaten, um versteckte Fruktose und Zusatzstoffe zu vermeiden.

- Bereits nach zwei Tagen können Sie fruktosearmes Gemüse schrittweise in den Speiseplan aufnehmen, z. B. gebratener Reis mit Huhn oder Ei, dazu Zucchini, Chinakohl oder Brokkoli. Auch Salate mit Apfelessig[10] können Sie schon wieder verzehren.
- Testen Sie im Laufe der zweiten Woche weiterhin verschiedene fruktosearme Gemüse. Gehen Sie fließend in die Testphase über.
- Versuchen Sie Ihren Stress zu bewältigen und nehmen Sie sich Auszeiten, nur für sich alleine. Praktizieren Sie die Progressive Muskelentspannung, machen Sie lange Spaziergänge und/oder Sport, lesen Sie ein Buch.

Wochen 3 und 4: Testphase

Das Ziel

Identifizieren Sie individuelle Verträglichkeiten, indem Sie fruktosearmes Obst und Gemüse sowie kleine Mengen anderer fruktosehaltiger Lebensmittel testen. Steigern Sie den Fruktosekonsum schrittweise.

Schrittweises Vorgehen

- Führen Sie weiterhin ein Ernährungstagebuch, um Symptome nach dem Verzehr neuer Lebensmittel zu dokumentieren.
- Testen Sie jeweils nur eine neue Lebensmittelgruppe pro 48 Stunden.
- Beginnen Sie mit kleinen Mengen. Das sind viertel bis halbe Portionsgrößen.
- Steigern Sie langsam die Aufnahme von Ballaststoffen. Beispielsweise können Sie einen Esslöffel Kichererbsen in einen Salat geben oder eine Sauce mit einem Esslöffel Bohnen anreichern.
- Blähungen, die dabei auftreten, sind normal. Sie sind keine Symptome der Fruktoseintoleranz (siehe S. 66). Je häufiger Sie Hülsenfrüchte essen, desto besser passt sich Ihre Mikrobiota an.

Fruktosearme Lebensmittel zum Testen

- Obst: Bananen, Papayas, Heidelbeeren, Erdbeeren, Mandarinen ...
- Gemüse: Tomaten, Paprika, Fenchel, Blumenkohl, Karotten, Bohnen ...
- Süßungsmittel: Zucker in Maßen. Bevorzugen Sie eine sparsame Verwendung von Glukose.

Hinweise zur Durchführung

- Sollten Symptome wie schmerzhafte Blähungen, Durchfall oder Bauchschmerzen auftreten, notieren Sie dies und meiden Sie das Lebensmittel vorerst. Nach 2 bis 3 Wochen können Sie es erneut testen.
- Wenn keine Symptome auftreten, können Sie das Lebensmittel in Maßen in Ihre Ernährung integrieren.

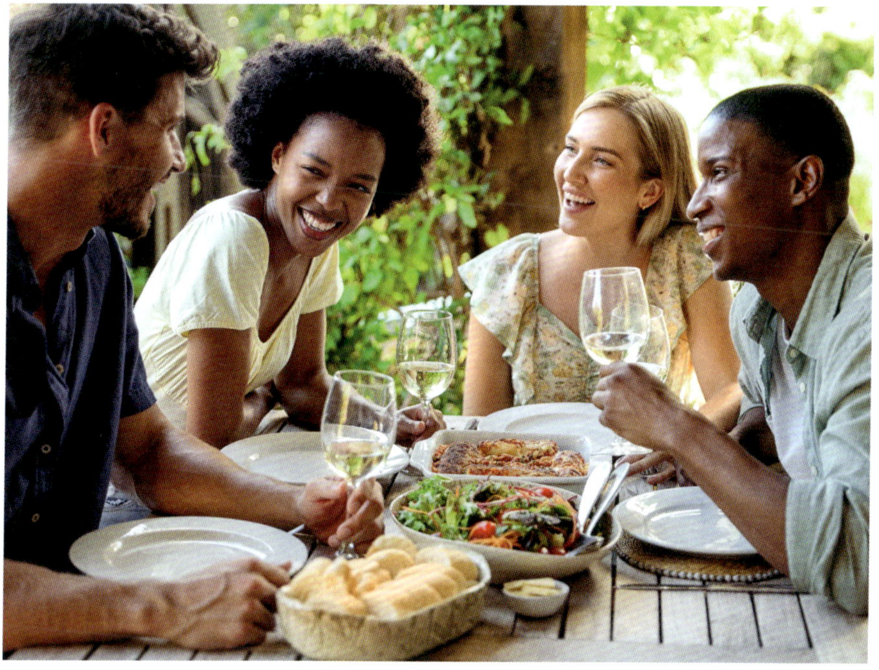

- Langsam steigern: Auch bei gut verträglichen Lebensmitteln sollten Sie stets darauf achten, die Mengen langsam zu erhöhen.
- Stress reduzieren, denn er kann Symptome verstärken. Planen Sie ausreichend Zeit für Entspannung und Me-Time ein.

Nach den 4 Wochen: Dauerernährung

Sie wissen nun, welche Lebensmittel Sie langfristig vertragen. Auf dieser Basis können Sie Ihre Ernährung individuell weiter anpassen.

Fordern Sie Ihren Darm immer wieder mit Fruktose heraus, um Ihre Fruktoseaufnahmekapazität zu trainieren.

Achten Sie auf das Tellermodell, ausreichend Ballaststoffe und eine geringe Zufuhr von tierischen Proteinen.

Wenn Sie Ihren Lebensstil nachhaltig zum Positiven verändern, sich um Ihr seelisches Wohlbefinden kümmern und ohne Angst neues Essen probieren und genießen, dann sind Sie auf dem richtigen Weg. Ihre Darmheilung wird fast unbemerkt passieren und Sie, als Einheit aus Körper und Geist, werden sich wohler fühlen.

WOCHE 1

Wir beginnen die Karenz mit wenigen gut verträglichen Nahrungsmitteln. Reis, Joghurt, Brot oder Käse sind nahezu fruktosefrei. Nach einigen Tagen steigern wir schon die Fruktosemenge und bekommen mehr Abwechslung in den Speiseplan. Beachten Sie dabei Ihre Portionsgrößen (siehe Seite 94).

	Tag 1	Tag 2	Tag 3
Frühstück	Kurkuma-Latte-Porridge	Brot mit Frischkäse und Gouda	Gepuffte Quinoa, gepuffter Amarant, 1 TL Chiasamen, mit etwas Stevia und ungesüßter Sojamilch
Snack	Naturjoghurt, bei Bedarf mit Stevia gesüßt	1 Glas Buttermilch	Naturjoghurt mit etwas gepufftem Amarant
Mittagessen	Gebratener Reis mit Huhn	Gebratener Reis mit Ei	Nudeln mit Gorgonzolasauce, nehmen Sie nur die Hälfte des Gorgonzolas
Snack	Pitabrot mit Frischkäse und 1 Prise Salz	Naturjoghurt mit 1 Prise Zimt, bei Bedarf mit Stevia gesüßt	1 Handvoll Wal- und Haselnüsse
Abendessen	Schwarzbrot mit Frischkäse, Schinken, Käse und 4 Scheiben Salatgurke	Pitabrot mit gebratenen Tofuwürfeln und Gurkensalat	Gebratener Lachs mit Joghurtdip und Nudeln

Grün markiert: Rezepte aus dem Rezeptteil ab Seite 111

Tag 4	Tag 5	Tag 6	Tag 7
Maiswaffel mit Frischkäse und Gouda	Kurkuma-Latte-Porridge, etwas Leinöl und Kürbiskerne dazu	Gepuffte Quinoa, gepuffter Amarant mit etwas Stevia und ungesüßter Sojamilch	Kurkuma-Latte-Porridge
Pitabrot mit Bergkäse	1 Glas Buttermilch und ½ Rippe fruktosefreie Schokolade	1 Handvoll Wal- und Haselnüsse	Naturjoghurt mit etwas gepufftem Amarant
Steak mit Kartoffelwedges und Salat	Gebratener Reis mit Lachsfilet	Nudeln mit Gorgonzolasauce, nehmen Sie nur die Hälfte des Gorgonzolas	Gebratener Reis mit Ei
Naturjoghurt mit etwas gepuffter Quinoa	Naturjoghurt mit etwas gepufftem Amarant	Maiswaffeln mit Bergkäse	1 Handvoll Wal- und Haselnüsse
Brot mit Joghurtdip, Schimmelkäse und 3 Röschen gegartem Brokkoli	Schwarzbrot mit Frischkäse, Schinken, Käse und 4 Scheiben Salatgurke	Gebratener Tofu mit Petersilienkartoffel und Joghurtdip	Schwarzbrot mit Frischkäse, Schinken, Käse und 4 Scheiben Salatgurke

WOCHE 2

Diese Woche ähnelt der ersten Woche, Sie testen aber bestimmte Nahrungsmittel aus und steigern langsam den Zuckergehalt im Essen.

	Tag 1	Tag 2	Tag 3
Frühstück	Kurkuma-Latte-Porridge	Brot mit Frischkäse und Gouda	Amarantmüsli
Snack	Naturjoghurt, bei Bedarf mit Stevia gesüßt	1 Glas Buttermilch	Naturjoghurt mit etwas gepufftem Amarant und ½ TL Erdbeermarmelade
Mittagessen	Gebratener Reis mit Huhn, testen Sie das Gericht mit Zucchini	Gebratener Reis mit Ei, mit etwas Leinöl beträufelt	Ofenkäse mit Brokkoli und Pellkartoffeln
Snack	Pitabrot mit Frischkäse und 1 Prise Salz	Naturjoghurt mit 1 Prise Zimt, bei Bedarf mit Stevia gesüßt	1 Handvoll Wal- und Haselnüsse
Abendessen	Schwarzbrot mit Frischkäse, Schinken, Käse und 4 Scheiben Salatgurke	Gebratener Tofu mit Petersilienkartoffel und Joghurtdip	Gebratene Hühnerfilets mit Joghurtdip und Nudeln, mit etwas Leinöl beträufelt

KARENZPHASE MIT BEGINNENDER TESTPHASE

Grün markiert: Rezepte aus dem Rezeptteil ab Seite 111

Tag 4	Tag 5	Tag 6	Tag 7
Brot mit Frischkäse und Gouda	Kurkuma-Latte-Porridge	Pfannkuchen mit Reissirup und 1 Handvoll Beeren	Gepuffte Quinoa, gepuffter Amarant mit etwas Stevia und ungesüßter Sojamilch, 6 blanchierte Mandeln
Pitabrot mit Butter und gehacktem Schnittlauch	1 Handvoll Wal- und Haselnüsse	1 Glas Buttermilch	Naturjoghurt mit etwas gepufftem Amarant
Gebratener Reis mit Huhn und Zucchini (so diese vertragen wurden, sonst ohne)	Gebratener Reis mit Tofu	Nudeln mit Gorgonzolasauce	Pak-Choi-Tofu-Curry
Naturjoghurt mit etwas gepufftem Amarant und ein paar Beeren	Maiswaffel mit Butter und Salz	Naturjoghurt mit 1 Prise Zimt, bei Bedarf mit Stevia gesüßt	1 Handvoll Wal- und Haselnüsse
Nudeln mit Radieschengrün-Pesto	Schwarzbrot mit Frischkäse, Schinken, Käse und testweise ein paar Radieschen	Gebratener Tofu mit Petersilienkartoffel und Joghurtdip, mit etwas Leinöl beträufelt	Schwarzbrot mit Frischkäse, Schinken, Käse und 6 Scheiben Salatgurke

WOCHE 3

Sie können sich nun schon mehr trauen und weitere Nahrungsmittel testen. Probieren Sie Hülsenfrüchte in kleinen Mengen und steigern diese dann. Blähungen sind normal, Schmerzen nicht.

	Tag 1	Tag 2	Tag 3
Frühstück	Overnight-Oats, ohne Aprikosen und mit nur 25 g Heidelbeeren p. P.	Amarantmüsli	Kurkuma-Latte-Porridge
Snack	1 Glas Buttermilch	Naturjoghurt mit etwas gepufftem Amarant und ½ TL Konfitüre	Pitabrot mit Butter und gehacktem Schnittlauch
Mittagessen	Lumpenblech mit Feta-Dip, ohne Zucchini	Ofenkäse mit Brokkoli und Pellkartoffeln	Gebratener Reis mit Tofu und testweise ein paar Tomatenwürfeln
Snack	Pitabrot mit Frischkäse und 1 Prise Salz	Naturjoghurt mit 1 Prise Zimt, bei Bedarf mit Stevia gesüßt	1 Handvoll Wal- und Haselnüsse
Abendessen	Nudeln mit Radieschengrün-Pesto	Asiatischer Reisnudelsalat	Gebratene Hühnerfilets mit Joghurtdip und Nudeln

Grün markiert: Rezepte aus dem Rezeptteil ab Seite 111

Tag 4	Tag 5	Tag 6	Tag 7
Brot mit Frischkäse und Gouda	Brot mit Frischkäse und Radieschen	Amarantmüsli	Kurkuma-Latte-Porridge
1 Handvoll Wal- und Haselnüsse	1 Handvoll Wal- und Haselnüsse	Naturjoghurt mit etwas gepufftem Amarant	1 Glas Buttermilch
Risotto mit Champignons	Gebratene Hühnerfilets mit Joghurtdip, gekochten Möhren und Nudeln	Nudeln mit Gorgonzolasauce	Pak-Choi-Tofu-Curry
Naturjoghurt mit etwas gepufftem Amarant und ein paar Beeren	1 Handvoll Wal- und Haselnüsse	Pitabrot mit Frischkäse und 1 Prise Salz	Naturjoghurt mit 1 Prise Zimt, bei Bedarf mit Stevia gesüßt
Lumpenblech mit Fetadip	Schwarzbrot mit Frischkäse, Schinken, Käse und 6 Scheiben Salatgurke	Pak-Choi-Tofu-Curry, testweise ein paar Hülsenfrüchte dazugeben	Schwarzbrot mit Frischkäse, Schinken, Käse und 6 Scheiben Salatgurke

WOCHE 4

Variieren Sie, spielen Sie und versuchen Sie Abwechslung in Ihren Speiseplan zu bekommen. Sie werden sicher noch länger Austesten und sich allmählich immer weiter an eine individuelle Dauerernährung herantasten. Lassen Sie sich bitte von einer Fachkraft dabei begleiten und beraten und beherzigen Sie die sechs Säulen der FITT-Methode.

	Tag 1	Tag 2	Tag 3
Frühstück	Overnight-Oats, ohne Aprikosen, aber mit 50 g Heidelbeeren p.P.	Amarantmüsli	Kurkuma-Latte-Porridge
Snack	1 Glas Buttermilch	Naturjoghurt mit etwas gepufftem Amarant und ½ TL Konfitüre	Pitabrot mit Butter und gehacktem Schnittlauch
Mittagessen	Mangold-Shakshuka, mit Quinoa servieren	Ofenkäse mit Brokkoli und Pellkartoffeln	Gebratener Reis mit Sojaschnetzel, Zucchini und Tomaten
Snack	Pitabrot mit Frischkäse und 1 Prise Salz	Naturjoghurt mit 1 Prise Zimt, bei Bedarf mit Stevia gesüßt	1 Handvoll Wal- und Haselnüsse
Abendessen	Asiatischer Reisnudelsalat	Zucchini-Kartoffel-Suppe mit Räuchertofu	Gebratene Hühnerfilets mit Joghurtdip und Nudeln

BEGINN DER DAUERERNÄHRUNG

Grün markiert: Rezepte aus dem Rezeptteil ab Seite 111

Tag 4	Tag 5	Tag 6	Tag 7
Brot mit Frischkäse und Gouda	Brot mit Frischkäse und Radieschen	Amarantmüsli	Brot mit Frischkäse und Gouda
1 Handvoll Wal- und Haselnüsse	1 Handvoll Wal- und Haselnüsse	Naturjoghurt mit etwas gepufftem Amarant	1 Glas Buttermilch
Risotto mit Champignons	Gebratene Hühnerfilets mit Joghurtdip, gekochten Möhren und Nudeln	Kidneybohnen-Bratlinge mit Feldsalat-Kartoffel-Salat	Gebratener Reis mit einem Fettfisch (Lachs, Thunfisch, Karpfen)
Naturjoghurt mit etwas gepufftem Amarant und ein paar Beeren	1 Handvoll Wal- und Haselnüsse	Pitabrot mit Frischkäse und 1 Prise Salz	Naturjoghurt mit 1 Prise Zimt, bei Bedarf mit Stevia gesüßt
Brot, Linsendip und Gemüsesticks	Schwarzbrot mit Frischkäse, Weichkäse und Gurkensalat (Lein- und Rapsöl)	Pak-Choi-Tofu-Curry	Asiatischer Reisnudelsalat

REZEPTE

Die Rezepte in diesem Buch sind in vier Kategorien unterteilt: Basics, Karenzphase, Testphase und Dauerernährung. Wir haben sie als flexibles Modulsystem gestaltet, sodass Sie jedes Rezept individuell anpassen können. So haben Sie die Möglichkeit, verschiedene Zutaten auszuprobieren und nach Belieben zu variieren. Lassen Sie Ihrer Kreativität freien Lauf und testen Sie immer wieder neue Geschmäcker!

Alle Rezepte sind für 2 Portionen (sofern nicht anders angegeben).

DIE BASICS

Hier habe ich für Sie Basics zusammengestellt, die das tägliche Kochen vereinfachen und schwer verträgliche Zutaten ersetzen. Mit dem Nuss-Kakao-Aufstrich ist auch eine süße Leckerei dabei!

Knoblauchöl

3 Knoblauchzehen
150 ml Olivenöl

Die Knoblauchzehen schälen, in Scheiben schneiden und in dem Olivenöl 24 bis 48 Stunden ziehen lassen. Das Öl durch ein Sieb abgießen und in eine dunkle Flasche füllen.

Tipp: Mit diesem Öl können Sie Knoblauchgeschmack genießen, ganz ohne Fruktose.

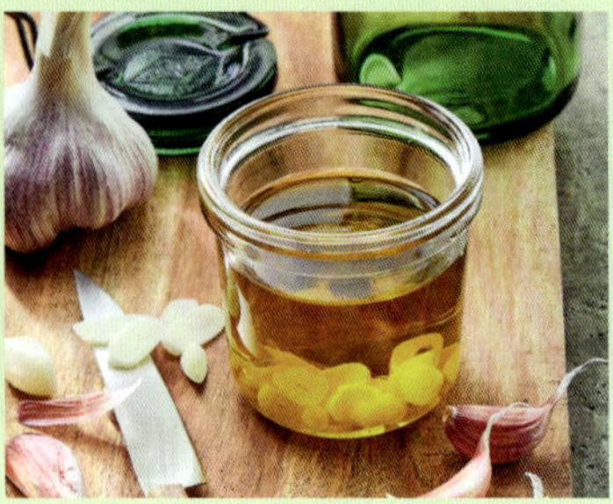

Instant-Brühe

600 g Suppengrün
(z. B. Knollensellerie,
Petersilienwurzel,
Petersilie,
Möhren)
200 g Salz
1–2 TL gemahlene Kurkuma

Das Suppengrün waschen, putzen, in grobe Würfel schneiden und durch den Fleischwolf drehen oder im Hochleistungsmixer zu einem feinen Mus pürieren. Das Salz und die Kurkuma gründlich untermischen. Die Brühepaste in saubere Schraubgläser füllen.

Tipp: Im Kühlschrank ist die Paste mindestens 6 Monate haltbar. 1 EL Paste auf 1 Liter Wasser verwenden.

Joghurtdip

100 g Joghurt
100 g Quark
5 EL gehackte Petersilie (nach Belieben)
1 EL Knoblauchöl
(siehe links; nach Belieben)
Salz und Pfeffer

Alle Zutaten in einer Schüssel glatt rühren.

Tipp: Je nach Verträglichkeit können gehacktes, hart gekochtes Ei, gewürfelte Essiggurken, Senf dazugegeben werden.

Avocadodip

1 Avocado
1 TL abgeriebene Bio-Zitronenschale
1 TL Zitronensaft
1 TL Kapern
1 EL Knoblauchöl
(siehe links; nach Belieben)
Salz und Pfeffer

Das Fruchtfleisch der Avocado und alle anderen Zutaten in einem hohen Rührbecher fein pürieren.

Tipp: Achten Sie beim Kauf auf das Fair-Trade-Logo und Bioware.

Nuss-Kakao-Aufstrich

200 g Haselnüsse
2–4 EL geschmacksneutrales Rapsöl
1–2 EL ungesüßtes Kakaopulver
1 Prise Salz
1 TL gemahlene Vanille
1 TL Zimtpulver
Reissirup oder Erythrit
(nach Belieben)

Die Haselnüsse in einer Pfanne ohne Fett rösten, anschließend in ein Küchentuch einwickeln und die Nüsse im Tuch aneinanderreiben, sodass sich die Häute ablösen. Die Nüsse im Blitzhacker vermixen, bis das Öl aus den Nüssen austritt und eine feine Paste entstanden ist. Die Paste mit dem Rapsöl, dem Kakaopulver, Salz, der Vanille und dem Zimt mischen. Nach Geschmack mit Reissirup oder Erythrit süßen.

Eiernudeln

Für 4 bis 5 Portionen:
250 g Hartweizengrieß
250 g Weizenmehl (Type 550)
5 Eier
1 EL Olivenöl
1 TL Salz

Alle Zutaten in eine Schüssel geben und mit den Knethaken des Handrührgeräts oder mit den Händen zu einem glatten Teig verkneten. Den Teig 1 Stunde zugedeckt ruhen lassen. Die Arbeitsfläche mit Hartweizengrieß bestreuen und darauf den Teig in zwei bis drei Portionen dünn ausrollen oder mit einer Nudelmaschine arbeiten. Die Teigplatten mit der Nudelmaschine oder einem scharfen Messer in etwa 1 cm breite Bandnudeln schneiden. Die Nudeln auf einer Wäscheleine oder Kleiderbügeln trocknen lassen oder gleich kochen. Dazu die Pasta in kochendem Salzwasser 3 bis 4 Minuten al dente sieden.

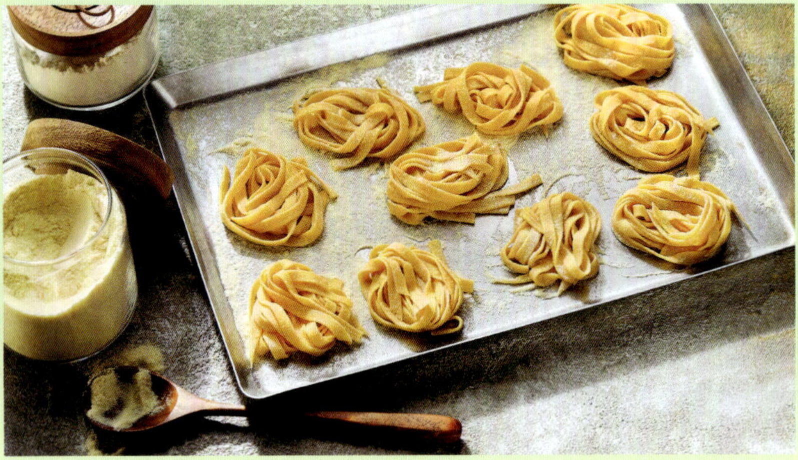

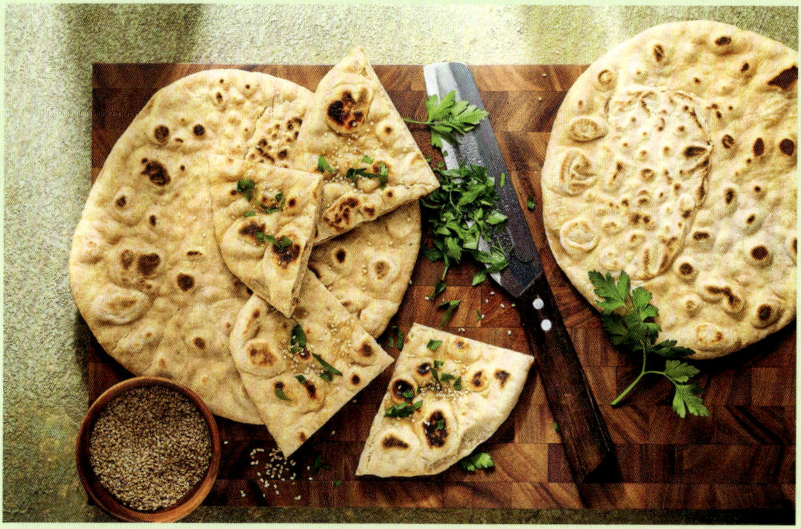

Pitabrot

Für den Teig (4 Portionen):
100 g Weizen-Vollkornmehl
100 g Weizenmehl (Type 550)
75 ml lauwarmes Wasser
15 g frische Hefe
½ TL Backpulver
75 g (Pflanzen-)Joghurt
½ TL Salz
1 EL Rapsöl

Zum Bestreichen:
2 EL Rapsöl
1 TL Sesam
2 EL Petersilie, gehackt

Alle Zutaten für den Teig mit den Knethaken des Handrührgeräts zu einem glatten Teig verkneten. Den Teig abgedeckt etwa 1 Stunde gehen lassen. Dann den Teig in vier Portionen teilen und jede Teigportion zu einem 5 bis 10 mm dicken Fladen ausrollen. Eine Pfanne ohne Fett erhitzen und die Fladen darin nacheinander bei mittlerer Hitze auf jeder Seite 2 bis 3 Minuten backen, bis sie leicht gebräunt sind und Blasen werfen. Die Brote nach Belieben mit einer Mischung aus dem Rapsöl, Sesam und der Petersilie bestreichen.

Kurkuma-Latte-Porridge

Zubereitung: 10 Minuten
Pro Portion: ca. 325 kcal, 10 g E, 10 g F, 46 g KH

Zutaten:

100 g zarte Haferflocken
400 ml ungesüßte (Pflanzen-) Milch
1 Prise Salz
1–2 TL Kurkuma-Latte-Gewürz (ersatzweise Mischung aus je 1 Prise gemahlener Kurkuma und Vanille sowie gemahlenem Ingwer, Zimt, Kardamom und Pfeffer)
2 EL Mandeln

1. Die Haferflocken, die Milch, das Salz und das Kurkuma-Latte-Gewürz aufkochen und 5 Minuten bei schwacher Hitze quellen lassen, bis ein sämiger Brei entstanden ist.

2. Die Mandeln hacken und nach Belieben in einer Pfanne ohne Fett anrösten.

3. Das Porridge auf zwei Schalen verteilen und mit den Mandeln bestreuen.

Tipp: Achten Sie bei der Pflanzenmilch darauf, dass in den Nährwertangaben der Zuckergehalt mit 0 g ausgewiesen ist. In der Rubrik Kohlenhydrate steht dann „davon Zucker 0 g“.

Variante: Ergänzen Sie während der Testphase und in der Dauerernährung das Porridge mit Obst, zum Beispiel mit ½ Banane, 30 g Beeren oder ½ Aprikose.

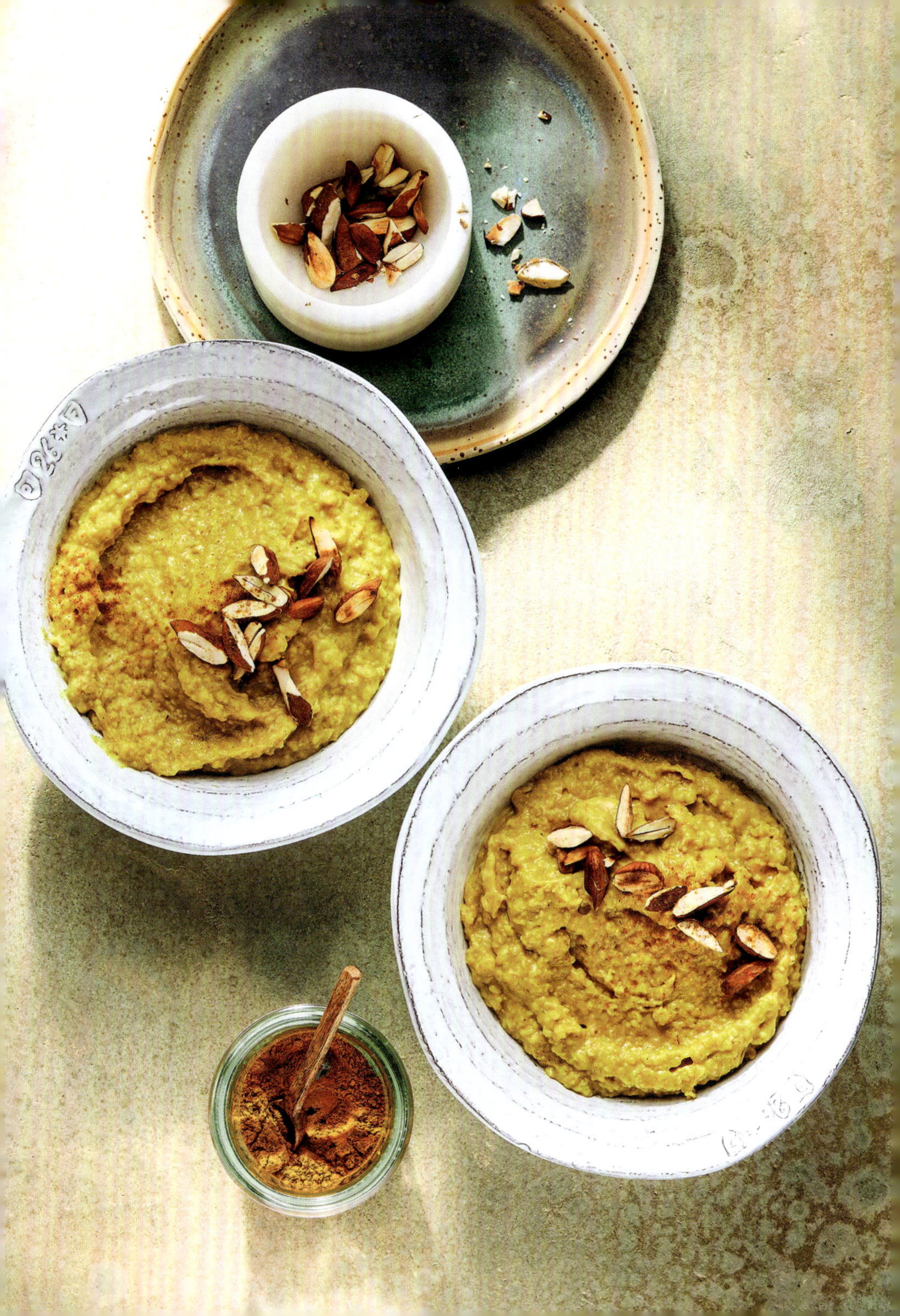

Gebratener Reis mit Huhn

Zubereitung: 30 Minuten
Pro Portion: ca. 645 kcal, 10 g E, 32 g F, 59 g KH

Zutaten:

150 g Basmatireis
Salz und Pfeffer
100 g Hähnchenbrustfilet
2 EL Rapsöl
1 TL gemahlene Kurkuma
1 TL Kreuzkümmel
2 EL Erdnussmus
50 g Kokosmilch
1 TL geröstetes Sesamöl
2 Eier

1. Den Reis nach Packungsanweisung in Salzwasser garen, bei Bedarf abgießen und auskühlen lassen.

2. Währenddessen Hähnchenbrustfilet abbrausen, trocken tupfen und in mundgerechte Streifen schneiden. 1 EL Rapsöl in einer Pfanne erhitzen und die Hähnchenstreifen darin rundherum anbraten. Anschließend aus der Pfanne heben.

3. Den Reis in der Pfanne 3 bis 4 Minuten anbraten. Das Hähnchen untermischen und alles mit Salz, Pfeffer, Kurkuma und Kreuzkümmel würzen.

4. Währenddessen das Erdnussmus und die Kokosmilch in einem Topf verrühren und erwärmen, mit Sesamöl, Salz und Pfeffer würzen.

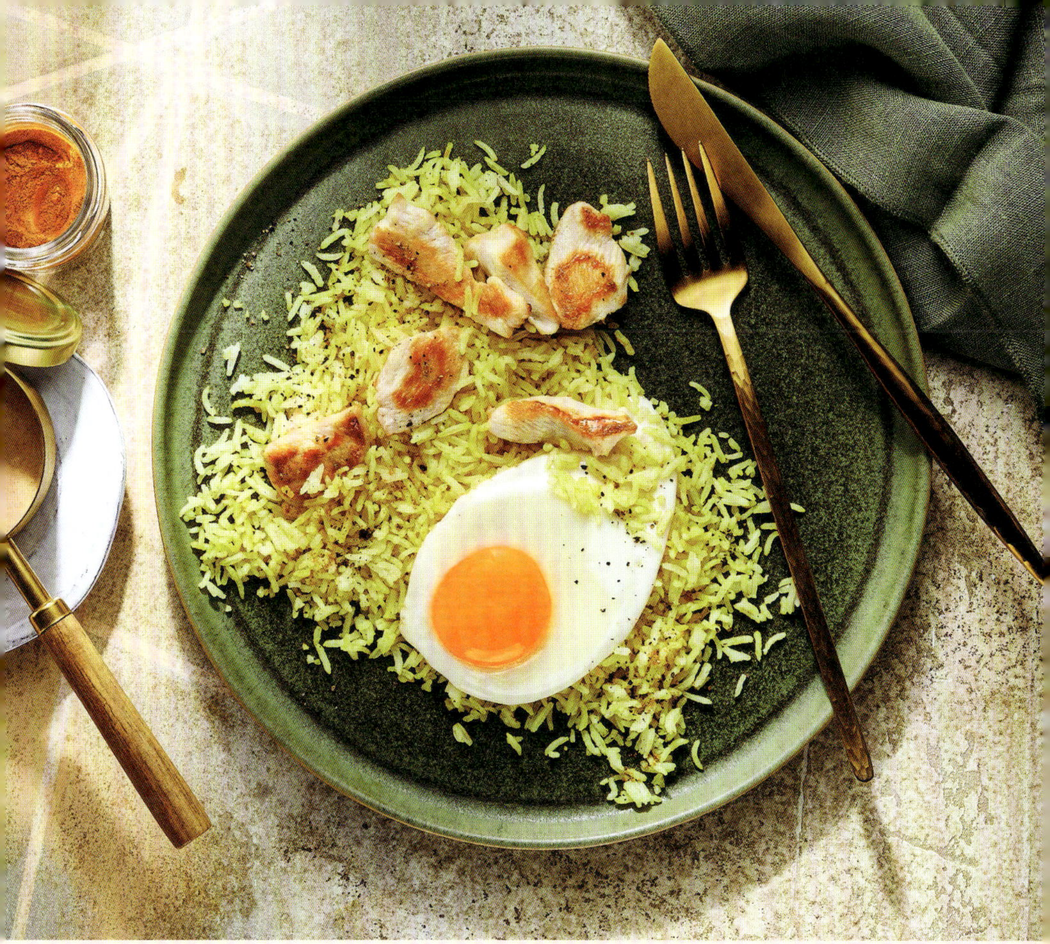

5. Die Hähnchen-Reis-Mischung auf eine Pfannenhälfte schieben. In der freien Pfannenhälfte das restliche Öl erhitzen und die Eier darin zu Spiegeleiern braten.

6. Den gebratenen Reis mit Huhn auf 2 Teller verteilen, mit je 1 Spiegelei toppen und die Erdnusssauce dazu servieren.

Variante: In der Testphase das angebratene Hähnchen aus der Pfanne nehmen, 200 g Mangold in die Pfanne geben und 3 Minuten anbraten, dann den Reis dazugeben und mitbraten. Dann erst das Hähnchen wieder untermischen.
Während der Dauerernährung können Sie 100 g Möhren und zusätzlich 100 g Chinakohl statt des Mangolds in das Gericht einbauen.

Nudeln mit Gorgonzolasauce

Zubereitung: 20 Minuten
Pro Portion: ca. 760 kcal, 29 g E, 38 g F, 73 g KH

Zutaten:

200 g Eiernudeln
(siehe „Basics“ oder gekauft)
Salz und Pfeffer
100 g Sahne
100 g Gorgonzola
2 EL Walnusskerne
(nach Belieben)

1. Die Nudeln in Salzwasser wie bei „Basics“ beschrieben bzw. nach Packungsanweisung bissfest garen.

2. Währenddessen in einem Topf die Sahne erhitzen. Den Gorgonzola würfeln und in der Sahne schmelzen lassen, dabei immer wieder umrühren. Die Sauce mit Salz und Pfeffer abschmecken.

3. Die Walusskerne grob hacken und anrösten.

4. Die Pasta in ein Sieb abgießen, dabei 1 Tasse Nudelkochwasser auffangen. Die Pasta in der Sauce köcheln lassen, bis die Nudeln schön cremig mit der Sauce überzogen sind. Wenn die Mischung zu trocken ist, nach und nach noch etwas Nudelkochwasser untermischen.

5. Die Pasta auf zwei Tellern anrichten und mit den Walnusskernen bestreuen.

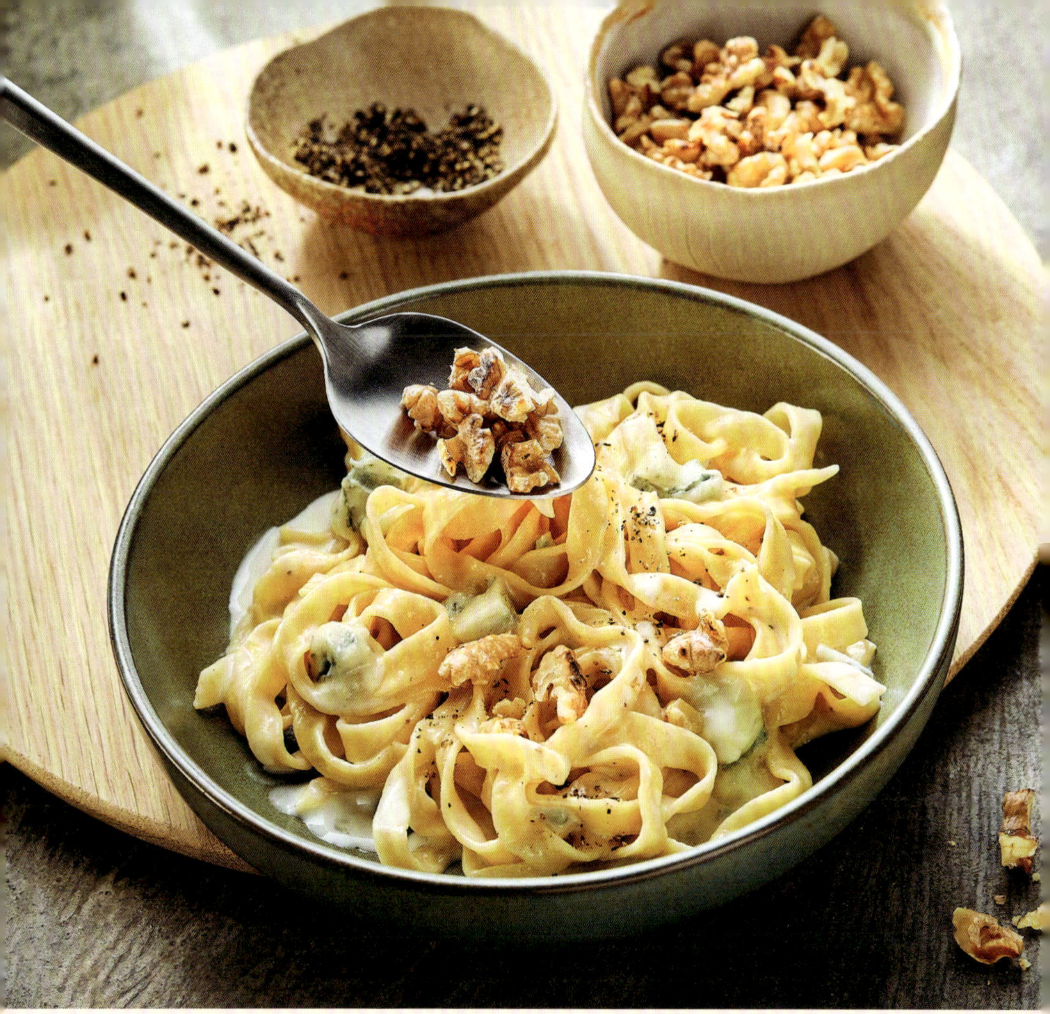

Variante: In der Testphase 400 g gedünsteten Spinat unter die Pasta mischen. Wer mag, gibt noch 50 g Schinkenwürfel oder 120 g gebratenes Lachsfilet dazu. Wem Gorgonzola nicht schmeckt, bringt eine Mischung aus 100 g Sahne, Salz, Pfeffer und nach Belieben 1 TL getrocknetem Thymian zum Kochen. Die gegarte Pasta und 100 bis 150 ml Nudelkochwasser untermischen und köcheln lassen, bis sich Nudeln und Sauce cremig verbunden haben. Mit 2 EL geriebenem Parmesan bestreuen.

Stulle mit Frischkäse und Ei

Zubereitung: 15 Minuten
Pro Portion: ca. 315 kcal, 12 g E, 16 g F, 29 g KH

Zutaten:

2 Eier
2 Scheiben Vollkornbrot
(à ca. 70 g)
70 g Doppelrahm-Frischkäse
Salz und Pfeffer

1. Die Eier anstechen, in kochendes Wasser gleiten lassen und bei mittlerer Hitze in 6 bis 7 Minuten wachsweich kochen.

2. Währenddessen die Brotscheiben toasten und mit dem Frischkäse bestreichen.

3. Die Eier abgießen, abschrecken, pellen und in Scheiben schneiden. Die Eierscheiben auf den Broten verteilen und mit Salz und Pfeffer würzen.

Tipp: Achten Sie beim Vollkornbrot auf die Zutatenliste und meiden Sie Produkte, denen Zuckerrübensirup, Zuckerkulör oder andere Süßungsmittel zugesetzt sind.

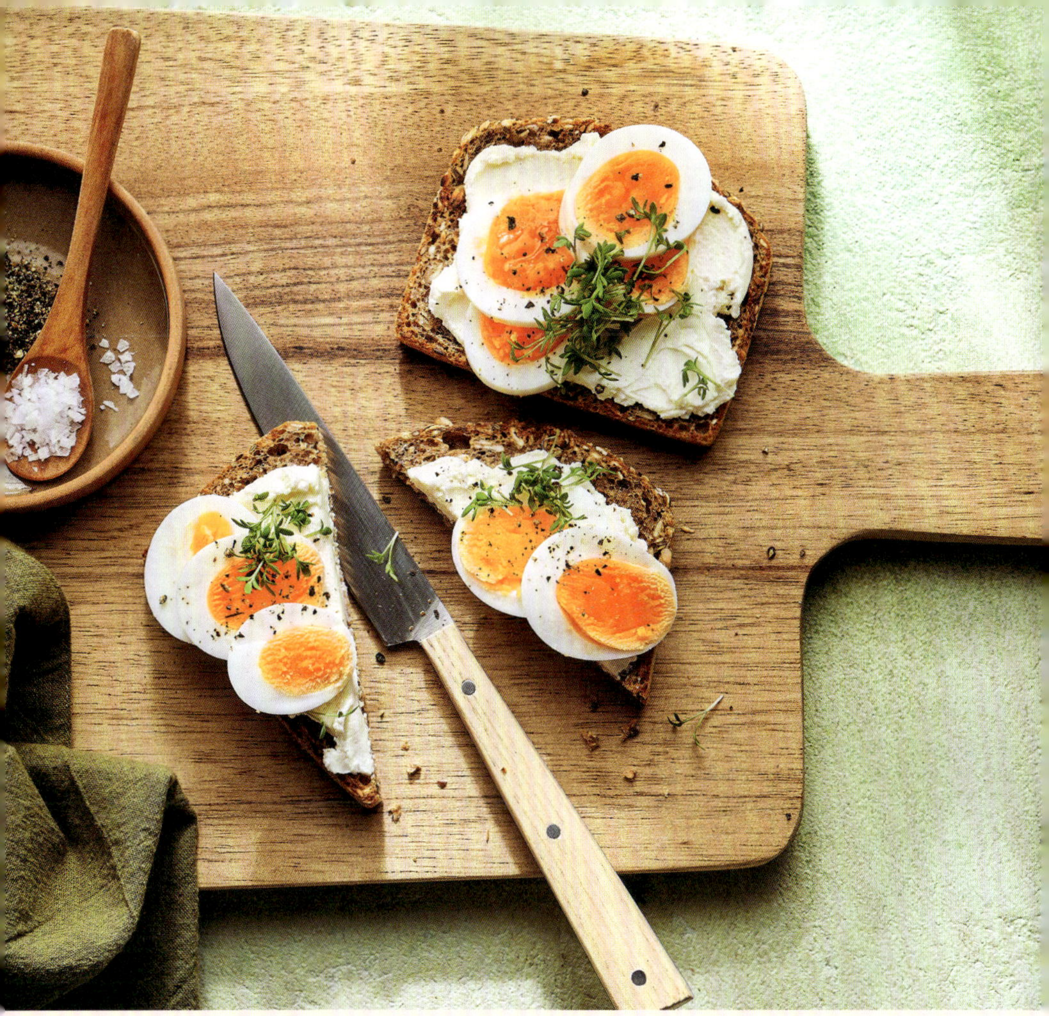

Variante: Wer mag, legt zusätzlich noch je 1 Scheibe Schinken auf jedes Brot und bestreut die Stulle mit frischer Kresse. Legen Sie in der Testphase Gurkenscheiben mit aufs Brot.

Für Rührei als Brotbelag die Eier verquirlen, Salz, Pfeffer und 4 EL Sahne unterrühren. In einer Pfanne 1 EL Rapsöl erhitzen, die Eiermasse in die Pfanne gießen und bei mittlerer Hitze stocken lassen. Dabei die Eiermasse mit einem Pfannenwender immer wieder in Richtung Pfannenmitte schieben, bis sie die für Sie perfekte Konsistenz erreicht hat. Das Rührei auf und neben den Frischkäsebroten anrichten.

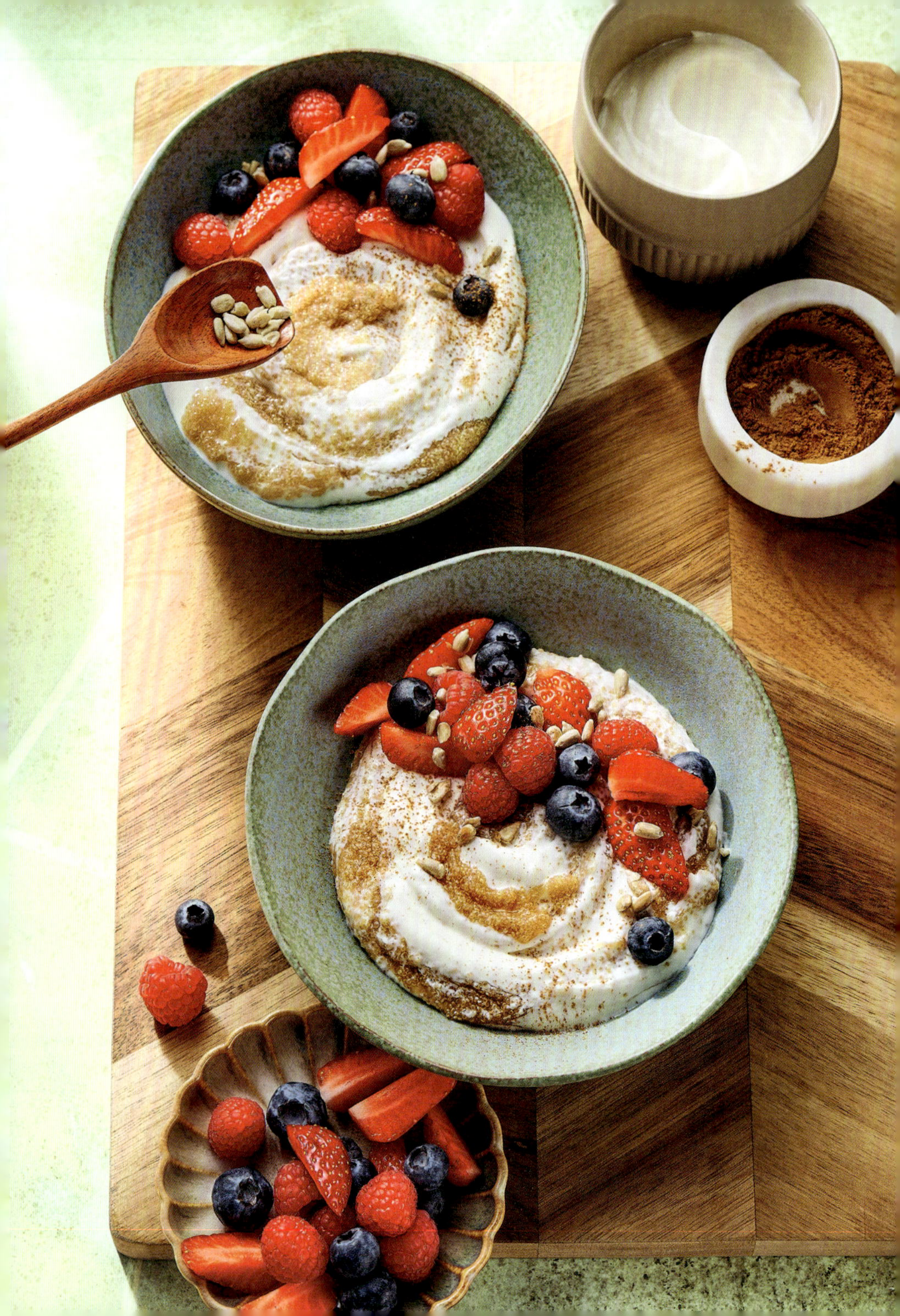

Amarantmüsli

Zubereitung: 25 Minuten
Pro Portion: ca. 350 kcal, 20 g E, 13 g F, 35 g KH

Zutaten:

100 g Amarant
Salz
200 g gemischte Beeren (frisch oder TK)
4 EL Sonnenblumenkerne
200 g Skyr
1 TL gemahlener Zimt

1. Amarant in einem feinen Sieb unter fließendem heißem Wasser waschen, dann in einem Topf mit 300 ml Wasser zum Kochen bringen, 1 Prise Salz dazugeben und zugedeckt bei schwacher Hitze in etwa 20 Minuten garen.

2. Inzwischen die (aufgetauten) Beeren waschen und trocken tupfen. Die Sonnenblumenkerne nach Belieben in einer Pfanne ohne Fett anrösten.

3. Amarantbrei, Skyr und Zimt mischen und auf zwei Schalen verteilen. Die Beeren darauf verteilen, die Sonnenblumenkerne darüberstreuen.

Tipp: Keine Zeit, Amarant zu kochen? Dann nehmen Sie pro Portion 1 Handvoll gepufften Amarant.

Variante: In der Dauerernährung können Sie das Müsli auch mit anderen Früchten genießen. Gut geeignet sind ½ Banane, ½ Aprikose oder 1 Zwetschge.

Pak-Choi-Tofu-Curry mit Reis

Zubereitung: 25 Minuten
Pro Portion: ca. 605 kcal, 23 g E, 37 g F, 47 g KH

Zutaten:

100 g Basmatireis
Salz
200 g Tofu
1 TL Speisestärke
400 g Pak Choi (ersatzweise Spinat)
2 EL Rapsöl
1 TL mildes Currypulver
200 g Kokosmilch
Pfeffer

1. Den Reis nach Packungsanweisung in Salzwasser garen. Inzwischen den Tofu in mehrere Lagen Küchenpapier wickeln und die Flüssigkeit im Tofu so gut es geht mit den Händen ausdrücken. Den Tofu in 1 bis 2 cm große Würfel schneiden, in einer Schüssel mit der Speisestärke mischen.

2. Den Pak Choi waschen, putzen und quer in 1 bis 2 cm breite Streifen schneiden. 1 EL Öl in einer Pfanne erhitzen und die Tofuwürfel darin rundherum goldbraun anbraten. Dann aus der Pfanne nehmen und leicht salzen.

3. Das restliche Öl in die Pfanne geben und die Pak-Choi-Stiele darin 1 Minute anbraten. Currypulver und Kokosmilch dazugeben. Das Curry zum Kochen bringen und 2 bis 3 Minuten köcheln

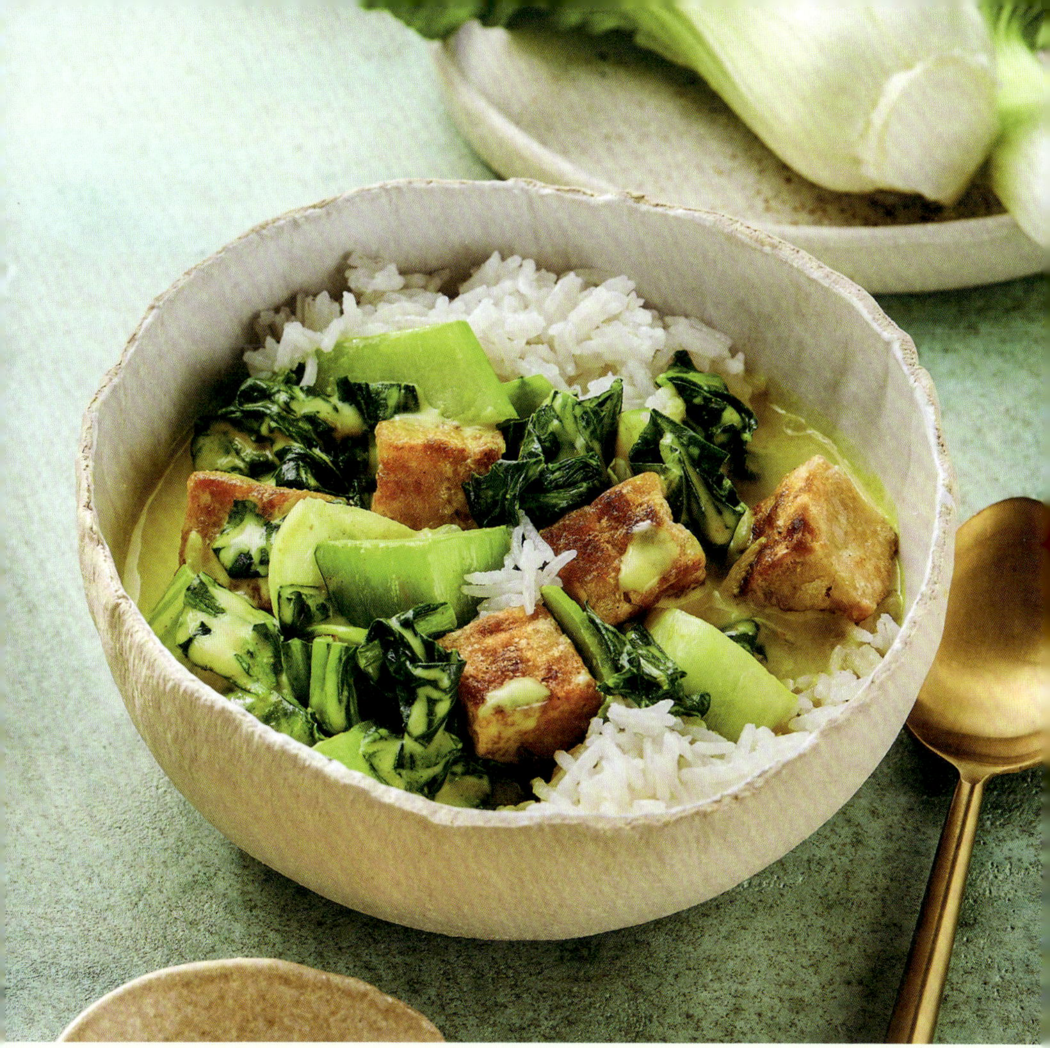

lassen. Den Tofu zum Curry geben, dieses mit Salz und Pfeffer abschmecken und gemeinsam mit dem Reis auf zwei Tellern anrichten.

Tipp: In der Dauerernährung die Hälfte des Pak Choi durch Fenchel, Pilze oder Zucchini bzw. eine Mischung daraus ersetzen.

Nudeln mit Radieschengrün-Pesto

Zubereitung: 20 Minuten
Pro Portion: ca. 670 kcal, 23 g E, 31 g F, 73 g KH

Zutaten:

200 g Eiernudeln (siehe „Basics" oder gekauft)
Salz und Pfeffer
1 Bund Radieschengrün (ca. 140 g)
15 g Walnusskerne
15 g Parmesan (und nach Belieben etwas mehr zum Bestreuen)
3 EL Rapsöl (oder Knoblauchöl, siehe „Basics")

1. Die Nudeln in Salzwasser wie bei „Basics" beschrieben bzw. nach Packungsanweisung bissfest garen.

2. Währenddessen das Radieschengrün waschen, trocken schütteln und grob hacken.

3. Die Walnusskerne in einer Pfanne ohne Fett anrösten. Den Parmesan fein reiben.

4. Radieschengrün, Walnusskerne, Parmesan und Öl in einem hohen Rührbecher mit dem Stabmixer fein pürieren. Das Pesto mit Salz und Pfeffer abschmecken.

5. Die Nudeln in ein Sieb abgießen und dabei 1 Tasse Nudelkochwasser auffangen.

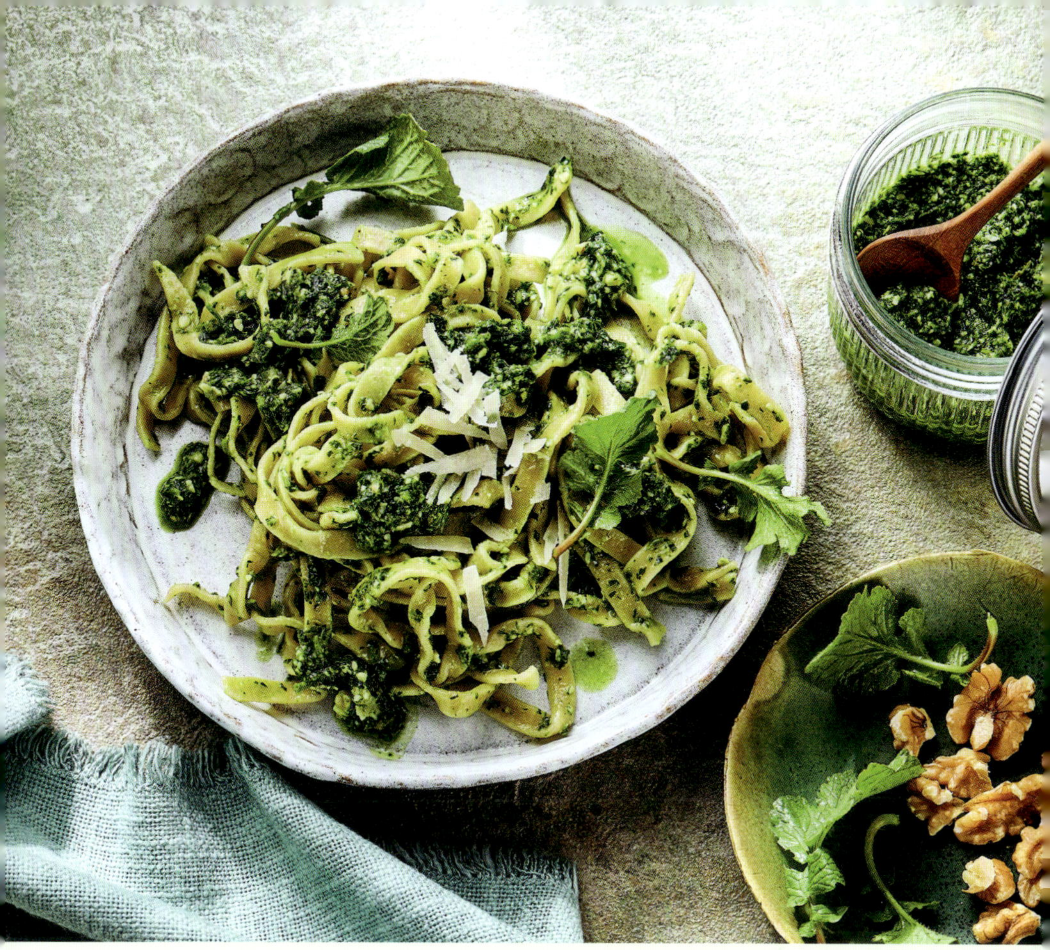

6. Die Nudeln und das Pesto im Nudeltopf vermengen. Wenn die Mischung zu trocken ist, nach und nach Nudelkochwasser untermischen, bis die gewünschte Konsistenz erreicht ist.

7. Nudeln auf zwei Tellern anrichten, nach Belieben mit zusätzlichem geriebenem Parmesan bestreuen und genießen.

Variante: In der Dauerernährung 100 g Radieschen putzen, waschen und in dünne Scheiben schneiden. 150 g Gurke waschen, längs halbieren und quer in dünne Scheiben schneiden. Radieschen- und Gurkenscheiben, 2 EL Rapsöl, 1 EL Apfelessig, Salz und Pfeffer mischen und als Salat zur Pasta servieren. Dann entspricht jede Portion Pasta mit Salat einer Mahlzeit nach dem Tellermodell.

Zucchini-Kartoffel-Suppe mit Räuchertofu

Zubereitung: 20 Minuten
Pro Portion: ca. 475 kcal, 28 g E, 31 g F, 22 g KH

Zutaten:

200 g Kartoffeln
400 g Zucchini
2 EL Rapsöl
600 ml zuckerfreie Gemüsebrühe (siehe „Basics")
200 g Räuchertofu
Salz und Pfeffer
60 g Sahne
1 TL getrockneter Majoran
2 Stiele glatte Petersilie (nach Belieben)

1. Die Kartoffeln waschen, schälen und in 2 cm große Würfel schneiden. Zucchini putzen, waschen und ebenfalls in Würfel schneiden.

2. 1 EL Öl in einem Topf erhitzen und Kartoffeln und Zucchini darin 2 Minuten andünsten. Die Gemüsebrühe angießen, zum Kochen bringen und das Gemüse zugedeckt bei mittlerer Hitze 10 Minuten köcheln lassen.

3. Währenddessen den Räuchertofu trocken tupfen und in 5 mm große Würfel schneiden. Das restliche Öl in einer beschichteten Pfanne erhitzen und die Tofuwürfel darin rundherum goldbraun anbraten, leicht salzen.

4. Die Sahne zur Suppe dazugeben und diese mit dem Stabmixer fein pürieren. Die Suppe mit Majoran, Salz und Pfeffer abschmecken.

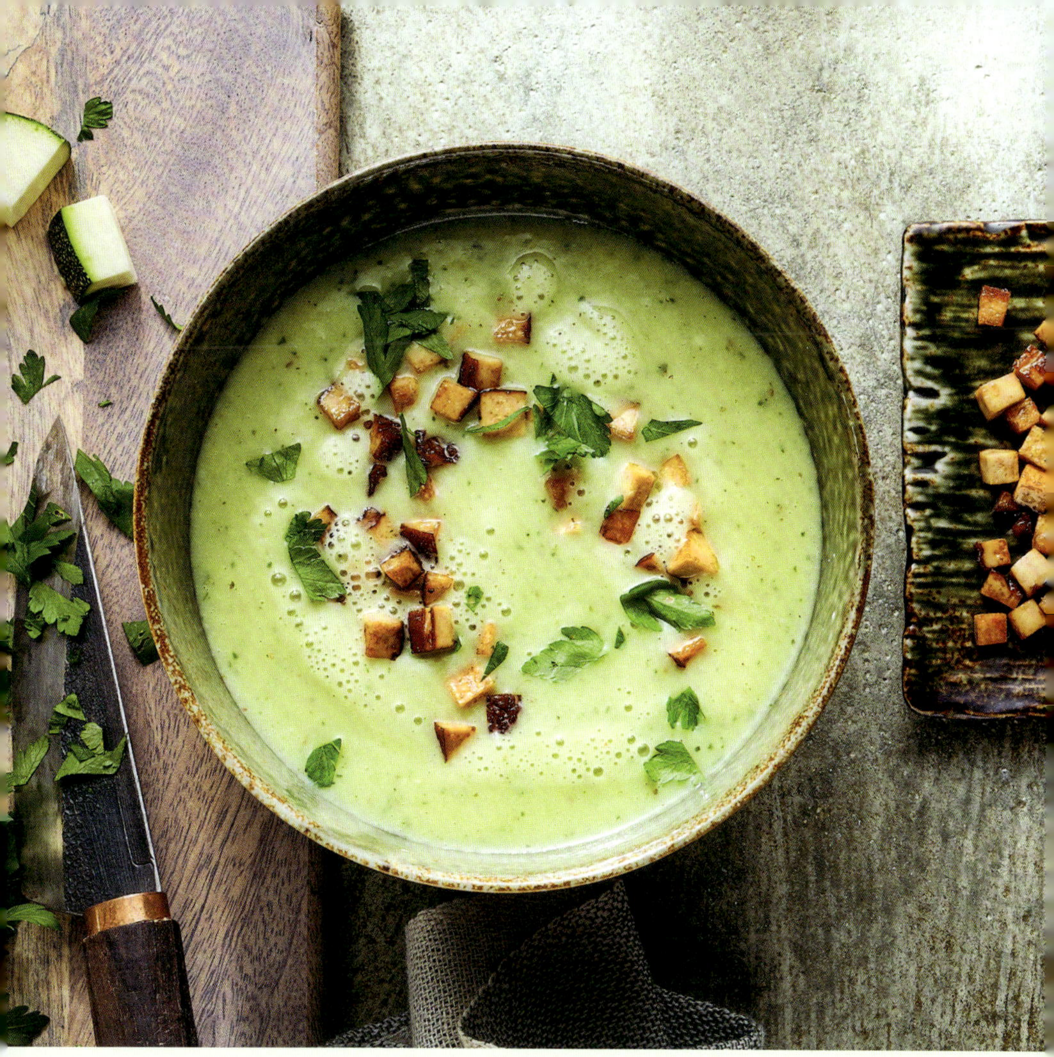

5. Die Petersilie waschen, trocken schütteln und fein hacken.

6. Die Suppe auf tiefe Teller verteilen, den Tofu dazugeben und die Suppe mit Petersilie bestreuen.

Variante: In der Dauerernährung können Sie 200 g Zucchini auch mal durch Möhren oder Knollensellerie ersetzen. Die Suppe mit gerösteten Kernen bestreuen – beispielsweise Sonnenblumenkerne, Hanf- oder Leinsamen.

Ofenkäse mit Brokkoli und Pellkartoffeln

Zubereitung: 40 Minuten
Pro Portion: ca. 425 kcal, 23 g E, 27 g F, 19 g KH

Zutaten:

200 g Kartoffeln
180 g Ofenkäse
400 g Brokkoli
Salz und Pfeffer

1. Den Backofen auf 200 °C vorheizen.

2. Die Kartoffeln waschen, in einem Topf knapp mit Wasser bedecken, zum Kochen bringen und zugedeckt bei mittlerer Hitze 25 bis 30 Minuten garen.

3. Währenddessen den Ofenkäse aus der Folie wickeln und zurück in sein Holzkörbchen legen. Den Käse auf ein Backblech stellen und auf der mittleren Schiene in den vorgeheizten Ofen schieben und nach Packungsanweisung backen.

4. Den Brokkoli putzen und in Röschen teilen, den Stiel schälen und in mundgerechte Stücke schneiden. Den Brokkoli in kochendem Salzwasser in 6 bis 7 Minuten bissfest garen, abgießen, abschrecken und abtropfen lassen.

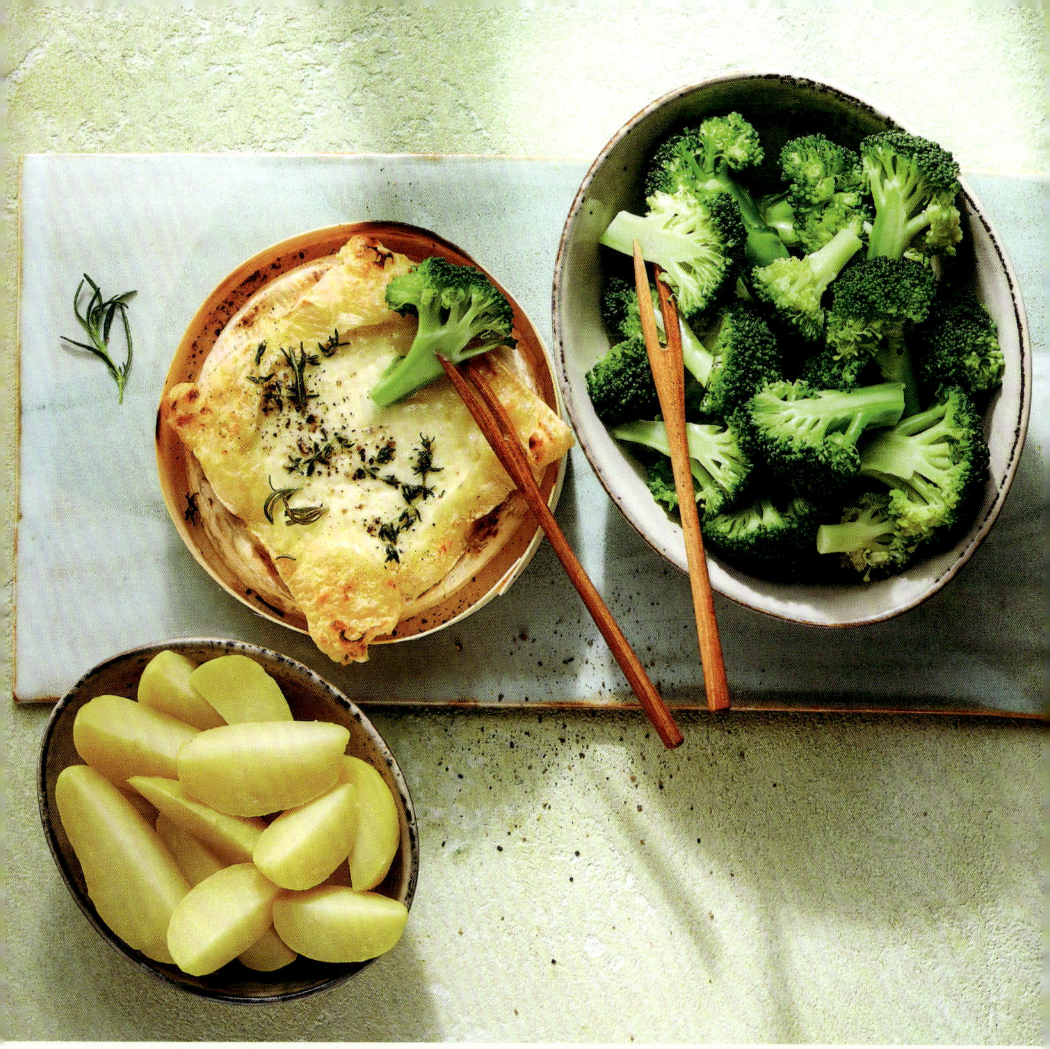

5. Die Kartoffeln abgießen, kurz ausdampfen lassen und pellen. Den Käse aus dem Ofen holen, nach Belieben mit Pfeffer würzen.

6. Kartoffeln und Brokkoli in den Käse dippen und genießen.

Variante: In der Dauerernährung die Hälfte des Brokkolis auch mal durch 200 g gekochte Möhren ersetzen.

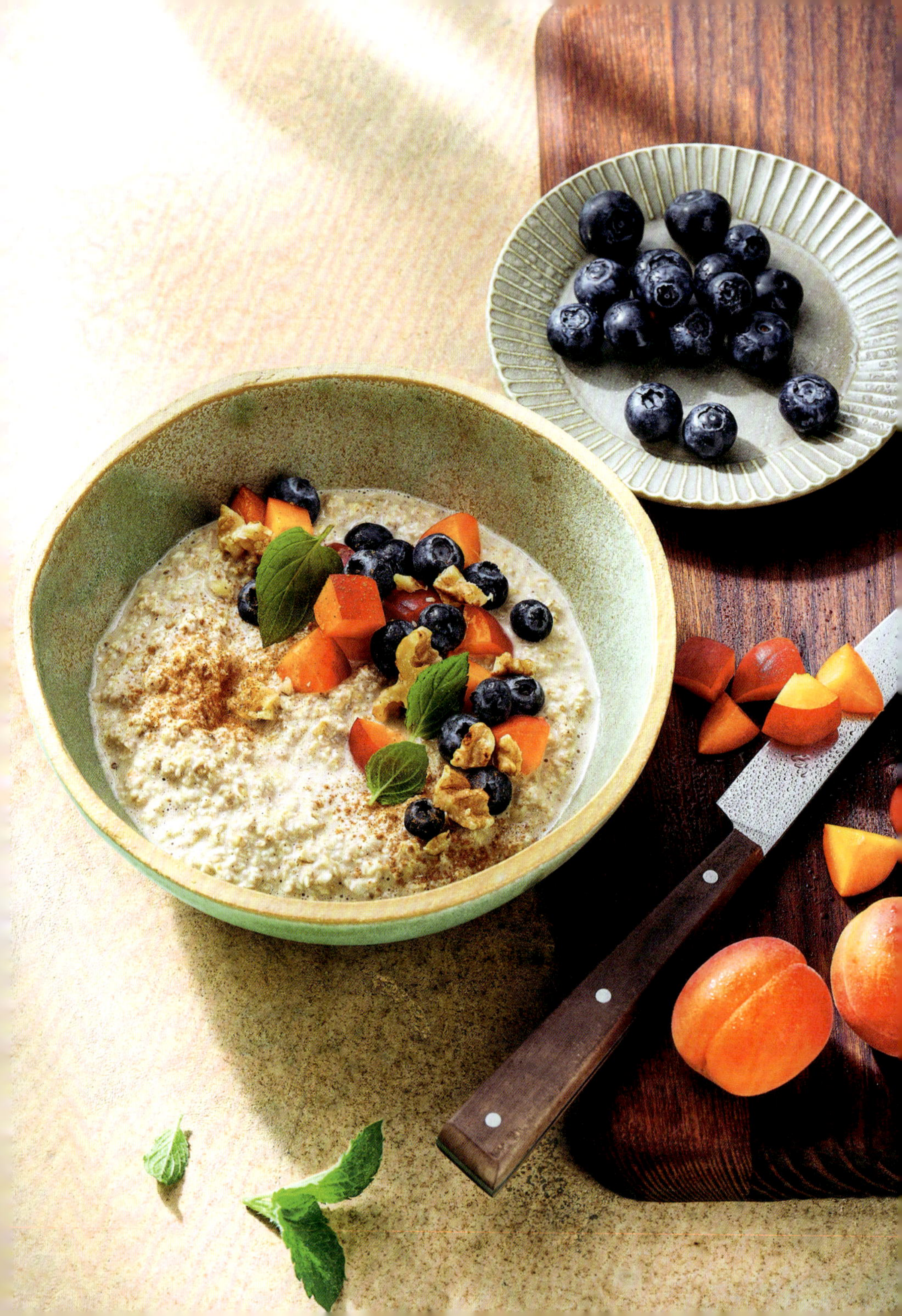

Overnight-Oats mit Aprikose und Heidelbeeren

Zubereitung: 10 Minuten, Vorbereitung am Vorabend
Pro Portion: ca. 420 kcal, 11 g E, 19 g F, 46 g KH

Zutaten:

100 g zarte Haferflocken
300 ml ungesüßte (Pflanzen-) Milch
½ TL gemahlener Zimt
½ TL gemahlener Kardamom
60 g Aprikosen
100 g Heidelbeeren
4 EL Walnusskerne

1. Haferflocken, (Pflanzen-)Milch, Zimt und Kardamom in einer Schüssel mit Deckel mischen und zugedeckt über Nacht in den Kühlschrank stellen.

2. Am nächsten Morgen die Haferflockenmischung auf zwei Schalen verteilen. Die Aprikosen und die Beeren waschen. Die Aprikosen entsteinen und in kleine Würfel schneiden.

3. Je die Hälfte der Aprikosenwürfel und der Heidelbeeren auf den Overnight-Oats in den Schalen verteilen.

4. Die Walnusskerne nach Belieben in einer Pfanne ohne Fett anrösten und grob hacken. Das Müsli damit bestreuen.

Rote-Bete-Risotto mit Ziegenkäse

Zubereitung: 30 Minuten
Pro Portion: ca. 670 kcal, 20 g E, 35 g F, 72 g KH

Zutaten:

160 g Rote Bete
4 EL Olivenöl
160 g Risottoreis
250 ml heiße zuckerfreie Gemüsebrühe (siehe „Basics")
300 g Feldsalat
Salz und Pfeffer
1 TL getrockneter Thymian
2 Ziegenkäsetaler (à ca. 60 g)

1. Die Rote Bete putzen, schälen und in 1 cm große Würfel schneiden. 1 EL Olivenöl in einem Topf erhitzen, die Rote-Bete-Würfel darin 2 Minuten anbraten. Den Risottoreis dazugeben und 1 Minute mitbraten.

2. Eine Schöpfkelle Gemüsebrühe in den Topf geben und den Topfinhalt bei schwacher bis mittlerer Hitze köcheln lassen, bis die Brühe fast vollständig vom Reis aufgenommen wurde. Dabei gelegentlich umrühren. Dann wieder eine Schöpfkelle Brühe dazugeben und so fortfahren, bis der Reis al dente ist und die Rote-Bete-Würfel weich sind.

3. Währenddessen den Feldsalat waschen und trocken schleudern. 250 g Feldsalat, 2 EL Olivenöl, Salz und Pfeffer in einem hohen Rührbecher mit dem Stabmixer pürieren.

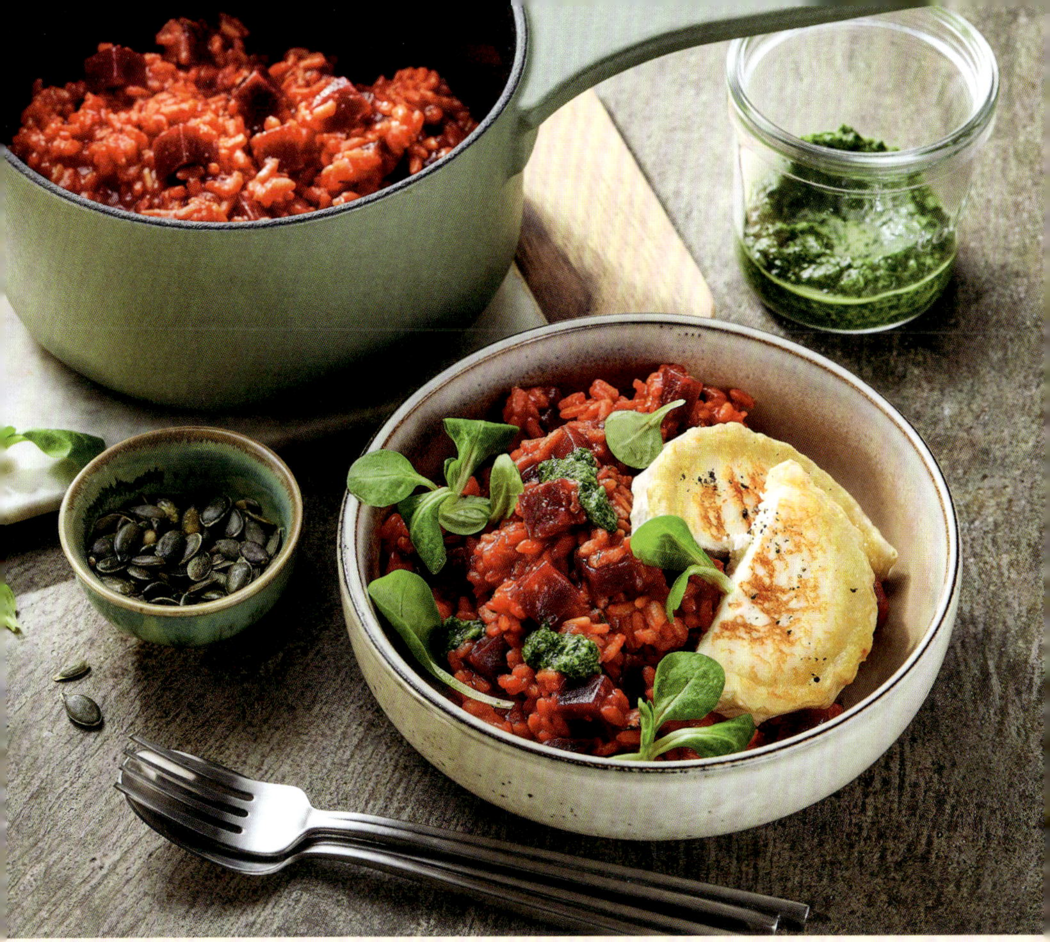

4. Das restliche Öl in einer beschichteten Pfanne erhitzen und die Ziegenkäsetaler darin auf jeder Seite goldbraun anbraten.

5. Risotto mit Salz, Pfeffer und Thymian abschmecken, mittig auf zwei Teller verteilen. Den restlichen Feldsalat darum herum dekorativ anrichten. Die Käsetaler neben oder auf dem Risotto arrangieren. Alles mit dem Feldsalatpesto beträufeln.

Tipp: Als Topping sorgen gehackte geröstete Walnuss- oder Kürbiskerne für einen tollen Crunch.

Mangold-Shakshuka mit Pitabrot

Zubereitung: 20 Minuten
Pro Portion: ca. 600 kcal, 26 g E, 36 g F, 38 g KH

Zutaten:

400 g Mangold (ersatzweise Spinat)
2 EL Olivenöl
100 g stückige Tomaten (Dose oder Tetrapak)
Salz und Pfeffer
1 TL abgeriebene Bio-Zitronenschale
2 EL Knoblauchöl (siehe „Basics")
½ TL gemahlener Kreuzkümmel
4 Eier
4 Stiele glatte Petersilie
2 Pitabrote (à 100 g; siehe „Basics")

1. Den Mangold waschen, putzen und in Streifen schneiden. Das Olivenöl in einer Pfanne erhitzen und die Mangoldstiele darin 1 Minute anbraten.

2. Die Tomaten angießen. Das Gemüse mit Salz, Pfeffer, Zitronenschale, Knoblauchöl und Kreuzkümmel würzen und offen bei mittlerer Hitze 5 Minuten köcheln lassen. Wenn die Mischung zu trocken ist, etwas Wasser dazugeben.

3. Die Mangoldblätter untermischen.

4. Mithilfe eines Esslöffels das Gemüse an vier Stellen in der Pfanne zur Seite schieben, sodass Mulden entstehen. In jede Mulde 1 rohes Ei aufschlagen und in 8 bis 10 Minuten bei mittlerer Hitze offen garen, bis das Ei die gewünschte Konsistenz hat.

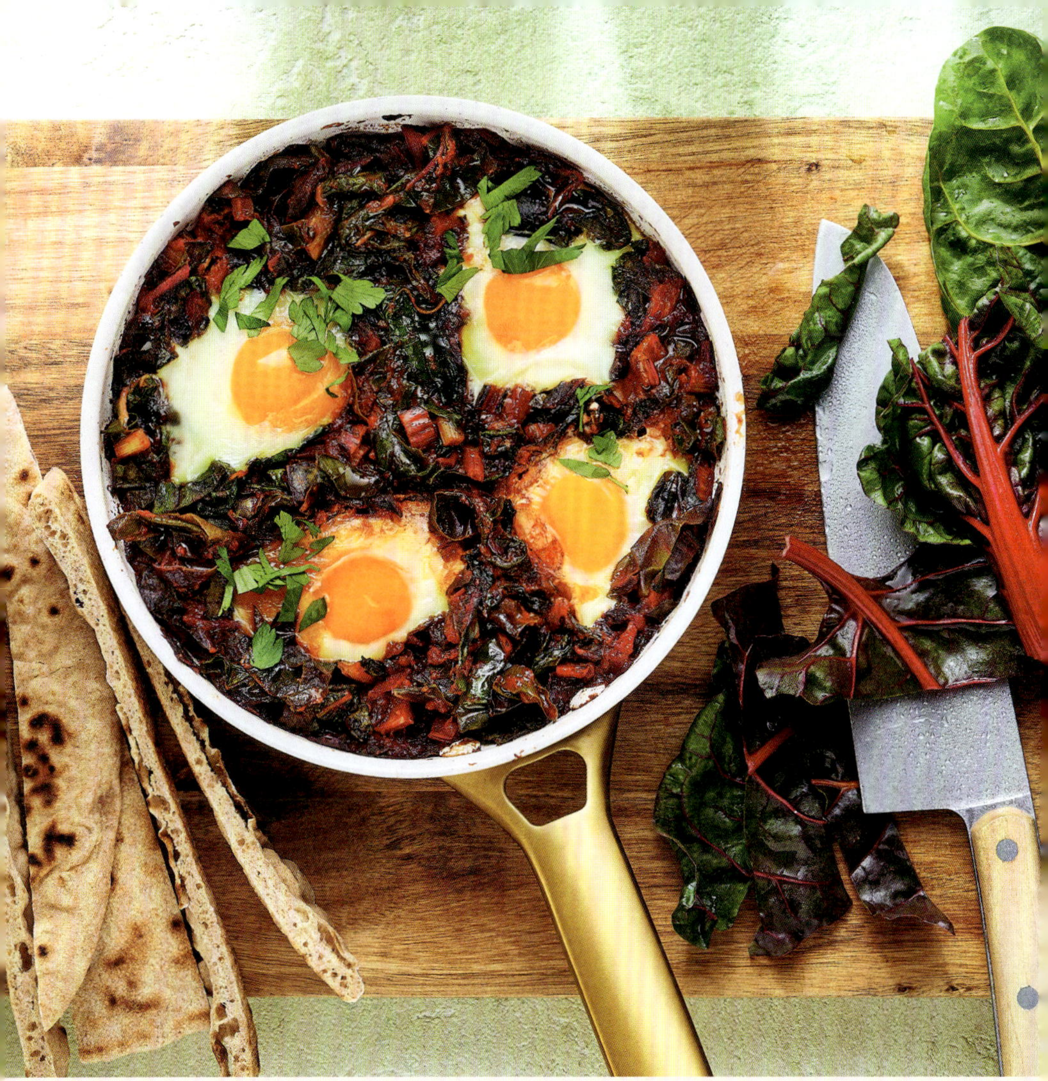

5. Die Shakshuka mit gehackter Petersilie bestreuen und mit den Pitabroten auf Tellern anrichten.

Tipp: Für zusätzliches Aroma sorgt 1 EL Schwarzkümmel, mit dem Sie die Shakshuka vor dem Servieren bestreuen.

Lumpenblech mit Fetadip

Zubereitung: 15 Minuten
Backen: 35 Minuten
Pro Portion: 435 kcal, 17 g E, 30 g F, 22 g KH

Zutaten:

200 g neue Kartoffeln
200 g Fenchel
300 g Zucchini
¼ TL Fenchelsamen
2 EL Olivenöl
Salz und Pfeffer
100 g Feta
100 g griechischer Joghurt (10 % Fett)
1 TL Knoblauchöl (siehe „Basics")

1. Den Backofen auf 200 °C Umluft vorheizen.

2. Die Kartoffeln gründlich waschen und ungeschält der Länge nach je nach Größe vierteln oder sechsteln. Die Spalten sollen nicht dicker als 1 bis 2 cm sein.

3. Den Fenchel waschen, putzen und längs in 1 cm dicke Scheiben schneiden.

4. Zucchini waschen, putzen, längs vierteln und die Viertel quer in 5 cm lange Stücke schneiden.

5. Die Fenchelsamen im Mörser zerdrücken.

6. Kartoffeln, Fenchel, Zucchini, Öl, Fenchelsamen, Salz und Pfeffer auf einem Backblech mischen und verteilen. Auf mittlerer Schiene in den Ofen schieben und etwa 35 Minuten backen, bis das Gemüse weich ist und stellenweise leicht gebräunt ist.

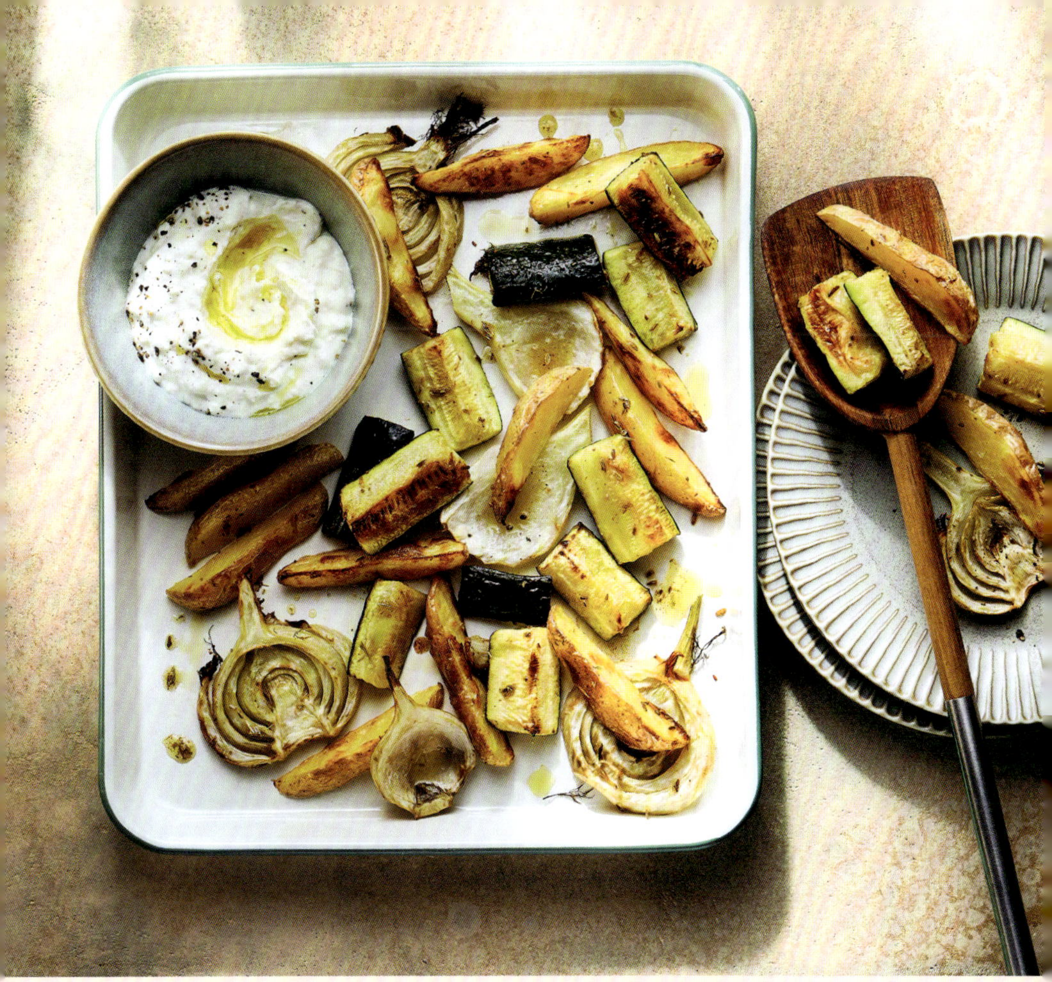

7. Währenddessen den Feta in eine Schüssel krümeln. Joghurt und Knoblauchöl dazugeben und alles mit einer Gabel fein zerdrücken und mischen oder mit dem Stabmixer pürieren. Den Dip mit Salz und Pfeffer abschmecken.

8. Gemüse und Dip auf Tellern anrichten und genießen.

Tipp: Sie können auch 2 EL Kürbiskerne für die letzten 2 bis 3 Minuten Backzeit über das Gemüse im Ofen streuen und mitrösten.

Variante: Die Hälfte des Fenchels auch mal gegen 100 g Hokkaidokürbis austauschen.

Kidneybohnen-Bratlinge mit Feldsalat-Kartoffel-Salat

Zubereitung: 35 Minuten
Pro Portion: ca. 560 kcal, 22 g E, 26 g F, 49 g KH

Zutaten:

200 g Kartoffeln
4 Stiele glatte Petersilie
1 Dose Kidneybohnen (ca. 255 g Abtropfgewicht)
1 TL Knoblauchöl (siehe „Basics")
2–4 EL zarte Haferflocken
Salz und Pfeffer
400 g Feldsalat
4 EL Rapsöl
150 ml Gemüsebrühe
2 EL Apfelessig
2 TL mittelscharfer Senf
2 TL Reissirup
½ Portion Joghurtdip (siehe „Basics")

1. Die Kartoffeln in einem kleinen Topf mit Wasser bedecken, zum Kochen bringen und zugedeckt bei mittlerer Hitze etwa 25 Minuten garen.

2. Währenddessen die Petersilie waschen und trocken schütteln, die Blätter abzupfen und hacken. Die Kidneybohnen in ein Sieb abgießen, abspülen und abtropfen lassen.

3. Bohnen, Petersilie, Knoblauchöl und 2 EL Haferflocken in einem hohen Rührbecher mit dem Stabmixer pürieren und mit Salz und Pfeffer abschmecken. Es soll eine mit den Händen gut formbare Masse entstehen. Ist die Mischung zu feucht, noch 1–2 EL Haferflocken untermischen. Kurz ruhen lassen.

4. Währenddessen den Feldsalat waschen, putzen und trocken schleudern. 2 EL Rapsöl, Brühe, Essig, Senf, Reissirup, Salz und Pfeffer in einer

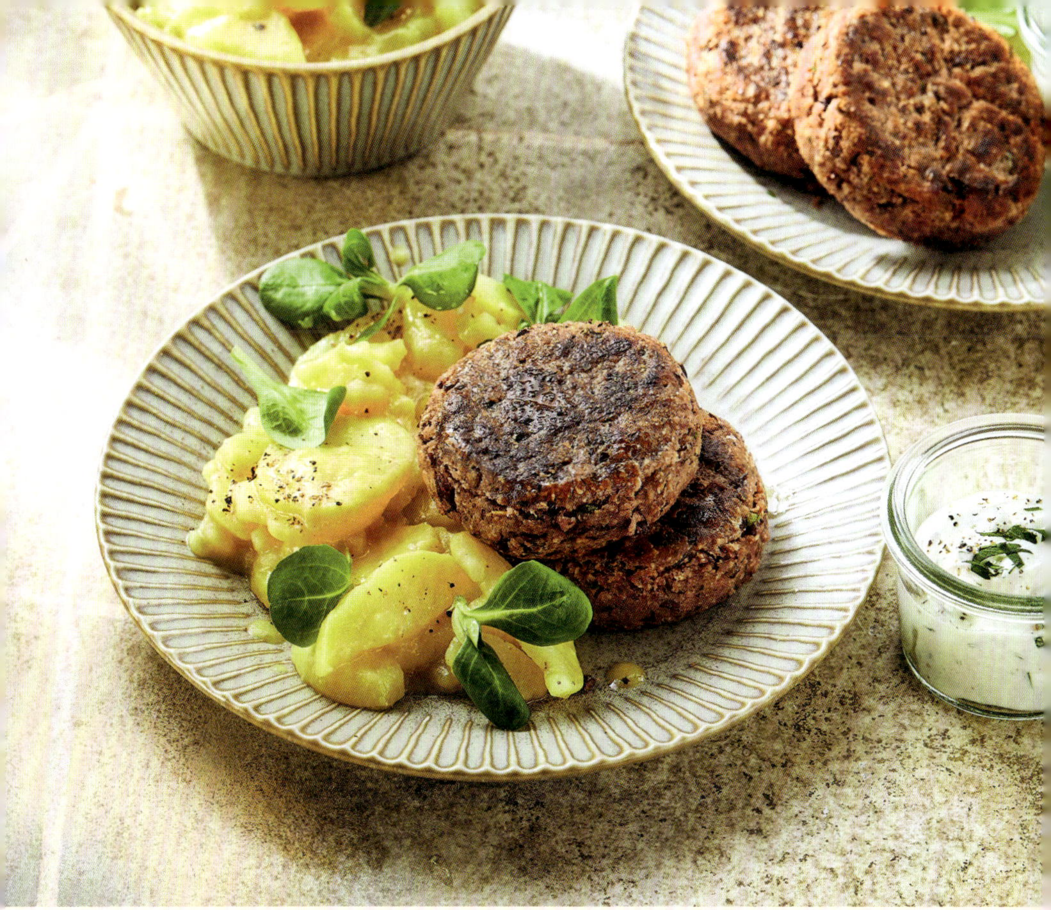

Schüssel verquirlen. Den Feldsalat untermischen.

5. Aus der Bohnenmasse vier Bratlinge formen und im restlichen Öl in einer Pfanne auf beiden Seiten goldbraun anbraten.

6. Die Kartoffeln abgießen, noch heiß pellen, in dünne Scheiben schneiden und unter den Feldsalat mischen.

7. Bratlinge und Salat auf zwei Tellern anrichten.

Tipp: Für noch mehr Ballaststoffgehalt 2 EL geschrotete Leinsamen unter die Kidneybohnenmasse heben.
Statt Feldsalat kann man auch Endiviensalat verwenden, der gute Bitterstoffe enthält.

Blumenkohlpasta mit Lachs

Zubereitung: 35 Minuten
Pro Portion: ca. 815 kcal, 45 g E, 44 g F, 57 g KH

Zutaten:

460 g Blumenkohl
20 g Parmesan
3 EL Olivenöl
40 g Semmelbrösel
Salz und Pfeffer
½ Bio-Zitrone
2 Stücke Lachsfilet (à 125 g)
100 g Eiernudeln (siehe „Basics" oder gekauft)
60 g Sahne
2 EL gehackte Petersilie (nach Belieben)

1. Den Blumenkohl waschen. 60 g Blumenkohl im Blitzhacker fein hacken. Den Parmesan fein reiben.

2. 2 EL Olivenöl in einer Pfanne erhitzen und den fein gehackten Blumenkohl darin 1 Minute anbraten. Semmelbrösel und 1 Prise Salz dazugeben und alles weiterbraten, bis die Mischung gebräunt und knusprig ist. Zum Schluss den Parmesan unterheben und noch kurz weiterbraten. Das Topping beiseitestellen.

3. Den restlichen Blumenkohl in kleine Röschen teilen. Die Zitronenhälfte heiß waschen, abtrocknen, die Schale fein abreiben und den Saft auspressen. Lachsfilet abbrausen, trocken tupfen und mit 2 EL Zitronensaft, Salz und Pfeffer würzen.

4. Das restliche Öl in einem Topf erhitzen. Blumenkohlröschen und 200 ml Wasser dazugeben und zum Kochen bringen.

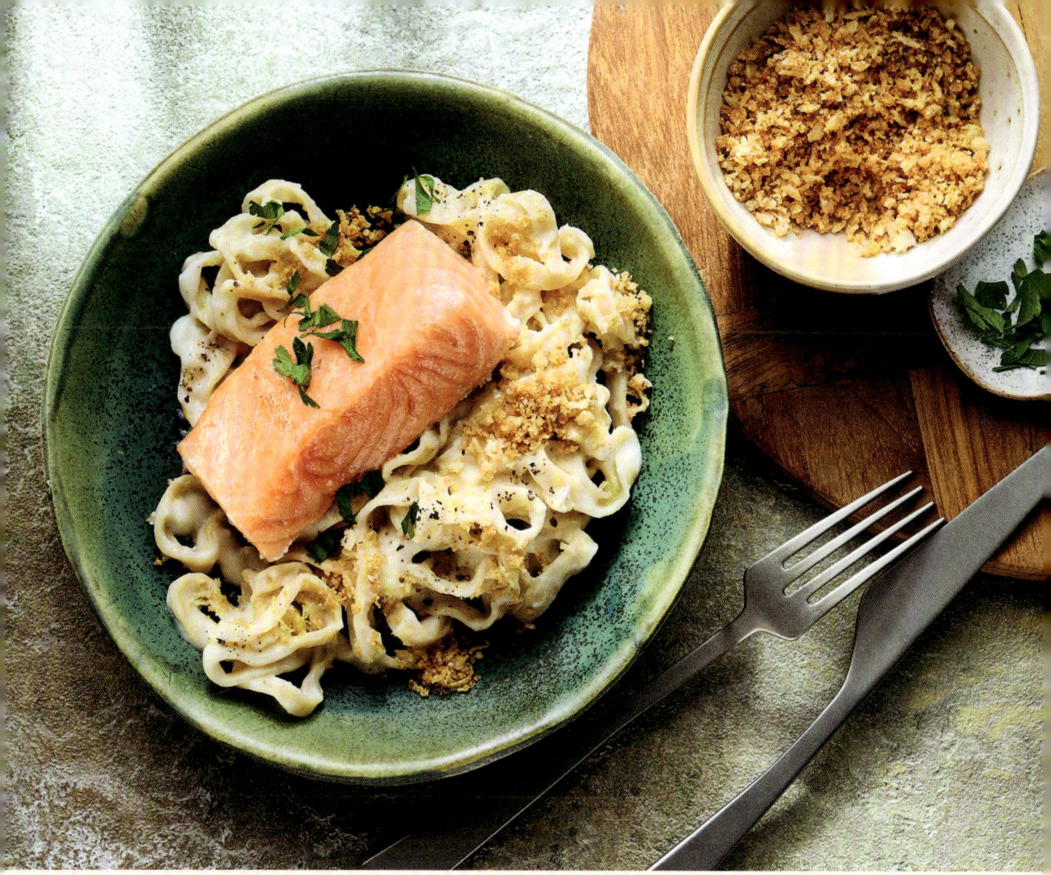

5. Die Lachsfilets in den Topf auf den Blumenkohl legen und zugedeckt bei mittlerer Hitze 10 bis 15 Minuten garen.

6. Währenddessen die Nudeln in Salzwasser wie bei „Basics" beschrieben bzw. nach Packungsanweisung bissfest garen. In ein Sieb abgießen und abtropfen lassen.

7. Den Fisch aus dem Topf heben.

8. Die Sahne zum Blumenkohl dazugeben und alles fein pürieren. Die Sauce mit Salz, Pfeffer und Zitronenschale abschmecken und die Nudeln untermischen, bis sie vollständig mit der Sauce überzogen sind.

9. Die Pasta auf zwei Teller verteilen, mit dem Topping bestreuen und den Lachs daneben oder darauf anrichten. Nach Belieben noch etwas gehackte Petersilie darüberstreuen.

Steak mit Kartoffelwedges und Salat

Zubereitung: 35 Minuten
Pro Portion: ca. 565 kcal, 34 g E, 35 g F, 23 g KH

Zutaten:

200 g neue Kartoffeln
3 EL Rapsöl
2 EL Apfelessig
2 TL Reissirup
Salz und Pfeffer
100 g Pflücksalat
200 g Gurke
1 Avocado
2 Rinderfiletsteaks (à 125 g)

1. Die Kartoffeln gründlich waschen und ungeschält in 1 cm breite Spalten schneiden. ½ EL Öl in einer Pfanne erhitzen und die Kartoffeln darin etwa 25 Minuten bei mittlerer Hitze braten, bis sie gar und gebräunt sind. Dabei mehrfach wenden.

2. Währenddessen Apfelessig, 2 EL Rapsöl, Reissirup, Salz und Pfeffer in einer Tasse zu einem Dressing verquirlen.

3. Den Salat waschen und trocken schleudern. Die Gurke waschen, putzen, längs halbieren und quer in dünne Scheiben schneiden. Die Avocado halbieren, entsteinen, das Fruchtfleisch mit einem Esslöffel aus der Schale heben und in Würfel schneiden.

4. Die vorbereiteten Zutaten in einer Schüssel mit dem Dressing mischen und bis zum Servieren beiseitestellen.

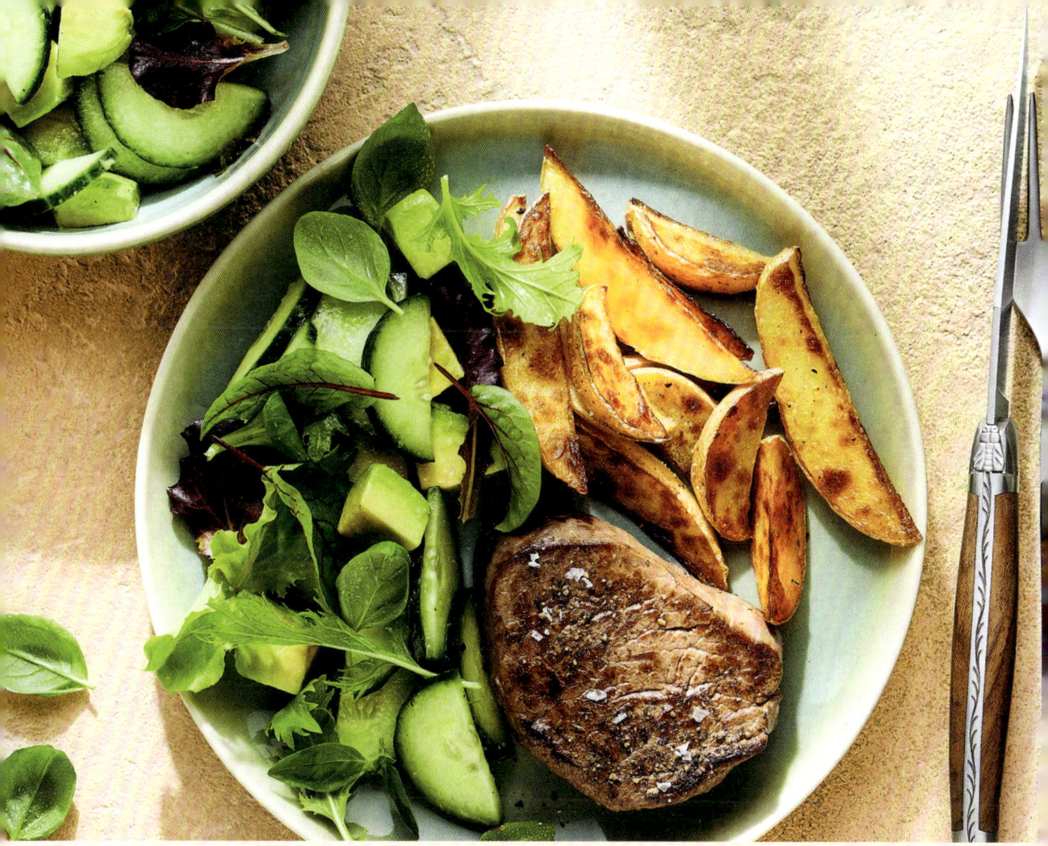

5. Den Backofen auf 120 °C Ober-/ Unterhitze vorheizen. Eine Auflaufform im Ofen warm stellen.

6. Die Steaks mit Küchenpapier trocken tupfen. Eine Pfanne (am besten eine gusseiserne) stark erhitzen, das restliche Öl hineingeben. Die Steaks darin bei starker Hitze auf jeder Seite 2 Minuten scharf anbraten. Dann salzen, pfeffern, in die Auflaufform im Ofen legen und je nach gewünschtem Gargrad 8 bis 15 Minuten ziehen lassen.

7. Die Kartoffelwedges salzen und zusammen mit Steaks und Salat auf zwei Tellern anrichten.

Tipp: 2 EL geröstete und gehackte Walnusskerne auf dem Salat sorgen für Crunch, noch mehr gesunde Fette und Ballaststoffe.

Variante: Dieses Gericht ist auch ideal für die Karenzzeit. In den ersten Tagen lassen Sie dann einfach den Salat weg und erhöhen die Kartoffelportion.

Asiatischer Reisnudelsalat

Zubereitung: 20 Minuten
Pro Portion: ca. 545 kcal, 29 g E, 25 g F, 49 g KH

Zutaten:

100 g Reisnudeln
20 g Ingwer
1 EL Knoblauchöl (siehe „Basics", ersatzweise Oliven- oder Rapsöl)
200 g Rinderhackfleisch (ersatzweise 25 g Sonnenblumenhack)
2 TL Garam Masala
Salz und Pfeffer
1 Gurke (ca. 400 g)
2 EL Limettensaft
2 EL geröstetes Sesamöl
2 TL Reissirup
2 EL Sojasauce
etwas Chilischrot (nach Belieben)
4 Stiele Koriandergrün (nach Belieben)
2 EL Sesam

1. Die Reisnudeln nach Packungsanweisung garen. In ein Sieb abgießen, abschrecken und nach Belieben mit einer Schere in kürzere Stücke schneiden.

2. Den Ingwer schälen und fein reiben.

3. Das Knoblauchöl in einer Pfanne erhitzen und das Hackfleisch darin krümelig braten. Den Ingwer dazugeben und 2 Minuten mitbraten. Das Hackfleisch mit Garam Masala, Salz und Pfeffer würzen und beiseitestellen.

4. Die Gurke waschen, putzen, längs vierteln und quer in dünne Scheiben schneiden.

5. Reisnudeln, Gurke, Hackfleisch, Limettensaft, Sesamöl, Reissirup und Sojasauce in einer Schüssel gründlich mischen.

6. Den Salat mit Salz und Chilischrot abschmecken.

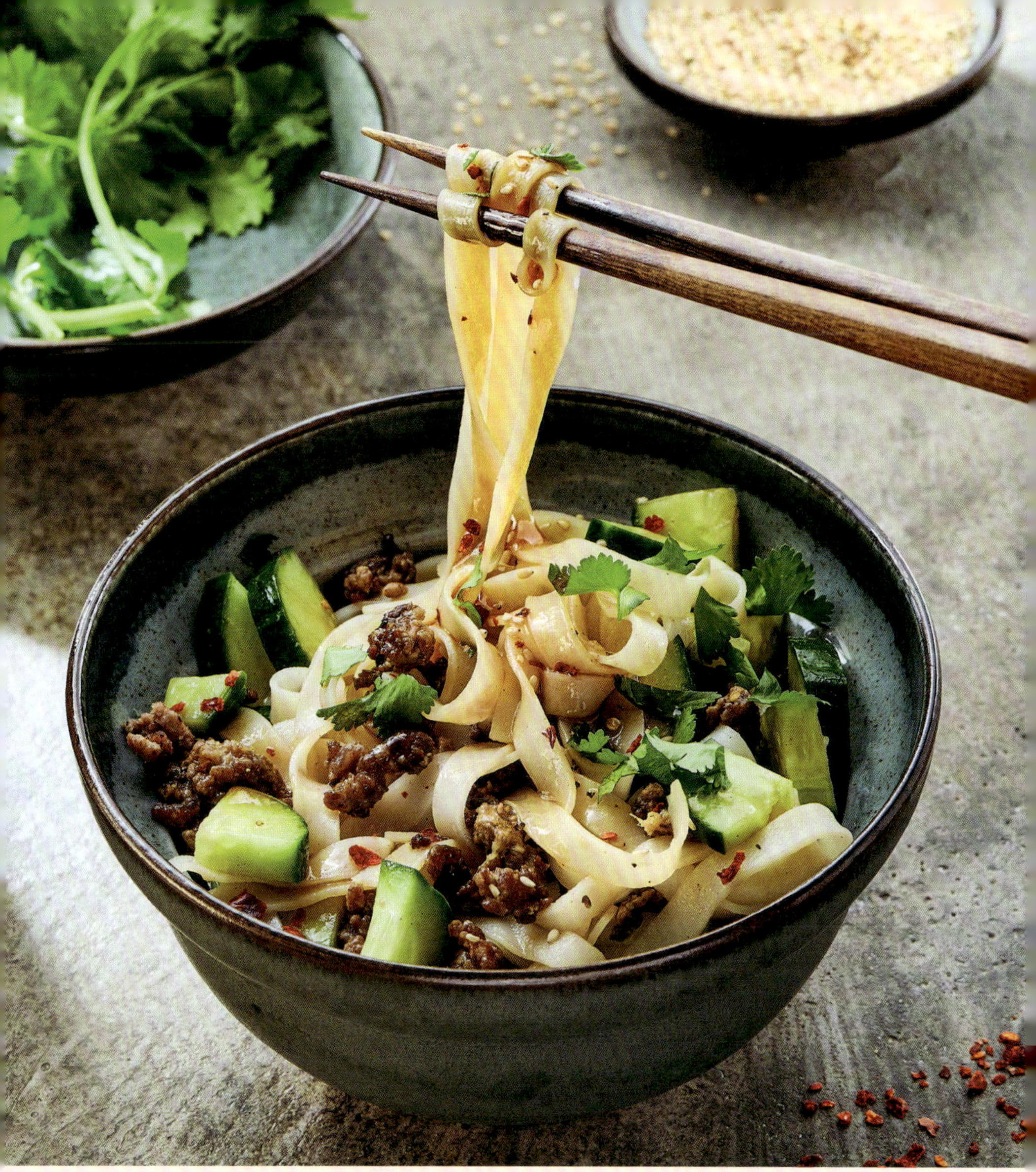

7. Das Koriandergrün waschen, trocken schütteln und hacken. Den Sesam in einer Pfanne ohne Fett rösten.

8. Den Reisnudelsalat mit Sesam und nach Belieben mit Koriandergrün bestreuen.

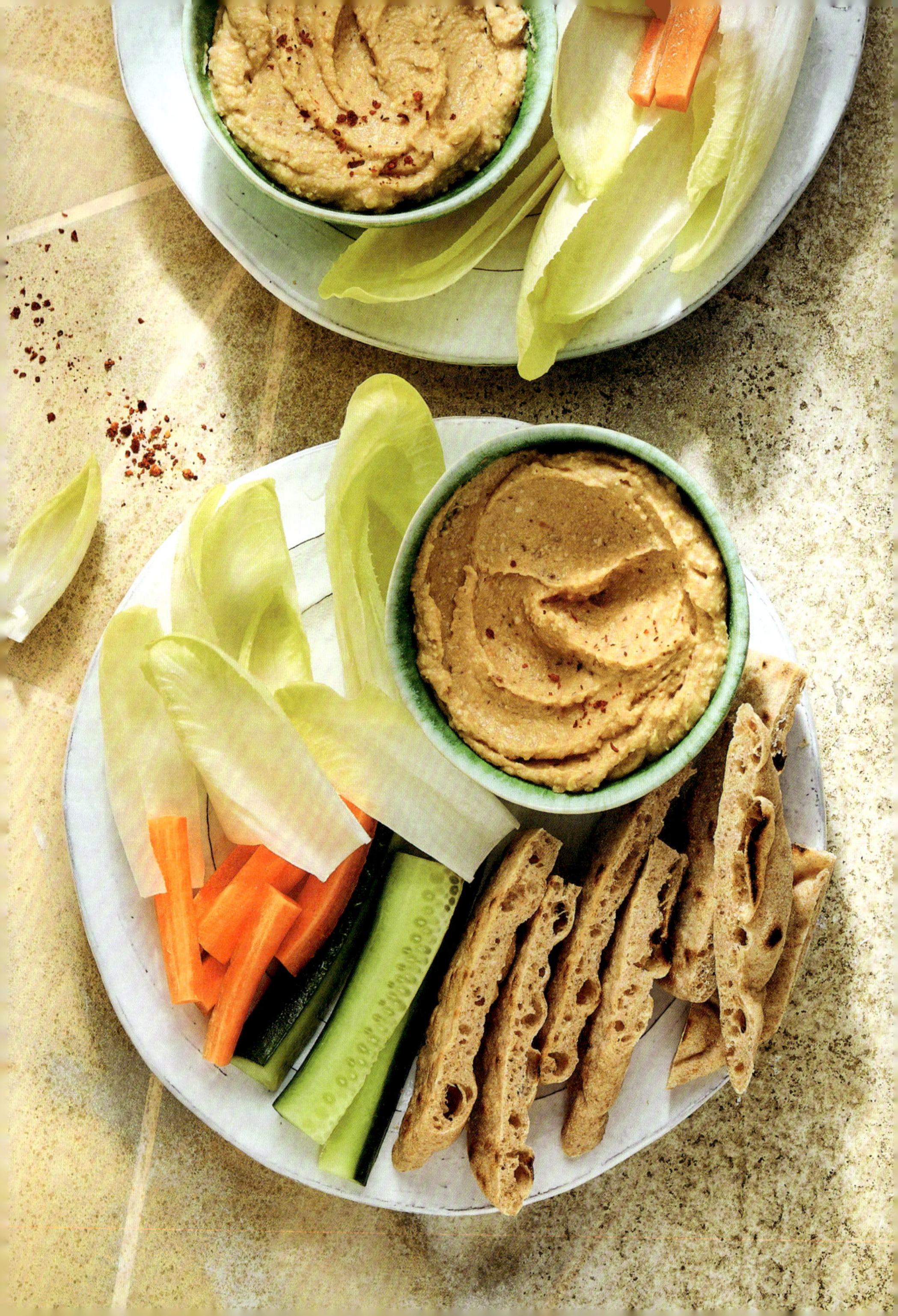

Orientalischer Linsendip mit Gemüsesticks

Zubereitung: 20 Minuten
Pro Portion: ca. 460 kcal, 22 g E, 14 g F, 57 g KH

Zutaten:

100 g rote Linsen
200 g Gurke
100 g Möhre
100 g Chicorée
100 g Seidentofu
1 TL Tomatenmark
2 EL gemahlene Mandeln
1 EL Knoblauchöl (siehe „Basics", ersatzweise Olivenöl)
¼ TL gemahlener Kreuzkümmel
¼ TL gemahlener Koriander
1 Msp. Chilischrot (nach Belieben)
Salz
1 Pitabrot (siehe „Basics", ersatzweise anderes Brot)

1. Die Linsen in einem kleinen Topf in 200 ml Wasser zum Kochen bringen und zugedeckt bei schwacher Hitze 10 bis 12 Minuten garen, bei Bedarf in ein Sieb abgießen und abtropfen lassen.

2. Währenddessen die Gurke putzen, waschen und längs sechsteln. Die Möhre schälen und längs in 5 cm lange und 1 cm breite Sticks schneiden. Den Chicorée waschen und in einzelne Blätter teilen.

3. Linsen, Seidentofu, Tomatenmark, Mandeln, Knoblauchöl und Gewürze in einem hohen Rührbecher mit dem Stabmixer fein pürieren.

4. Das Brot in 3 cm breite Streifen schneiden.

5. Den Dip in eine Schale geben und zusammen mit dem Gemüse und den Brotstreifen servieren.

Blattsalat mit Halloumi und Melone

Zubereitung: 30 Minuten
Pro Portion: ca. 745 kcal, 30 g E, 54 g F, 33 g KH

Zutaten:

100 g Wildkräutersalat mit essbaren Blüten
100 g Honigmelone (geschält und entkernt gewogen)
200 g Zucchini
2 EL Haselnusskerne
2 EL Rapsöl
Salz und Pfeffer
200 g Halloumi
2 EL Apfelessig
2 EL Nussöl (Haselnuss- oder Walnussöl)
2 TL Reissirup
1 Pitabrot (siehe „Basics", ersatzweise anderes Brot)

1. Den Salat ohne die Blüten waschen und trocken schleudern. Das Melonenstück schälen, entkernen und in schmale Spalten schneiden. Die Zucchini putzen, waschen und in 5 mm cm dicke Scheiben schneiden.

2. Haselnüsse grob hacken und in einer Pfanne ohne Fett anrösten. Auf einen Teller geben und abkühlen lassen.

3. 1 EL Rapsöl in die heiße Pfanne geben und die Zucchinischeiben darin auf beiden Seiten anbraten, bis sie leicht gebräunt sind, salzen und pfeffern. Die Zucchini aus der Pfanne nehmen und beiseitestellen.

4. Den Halloumi quer in acht Scheiben schneiden und im restlichen Öl in der Pfanne goldbraun anbraten.

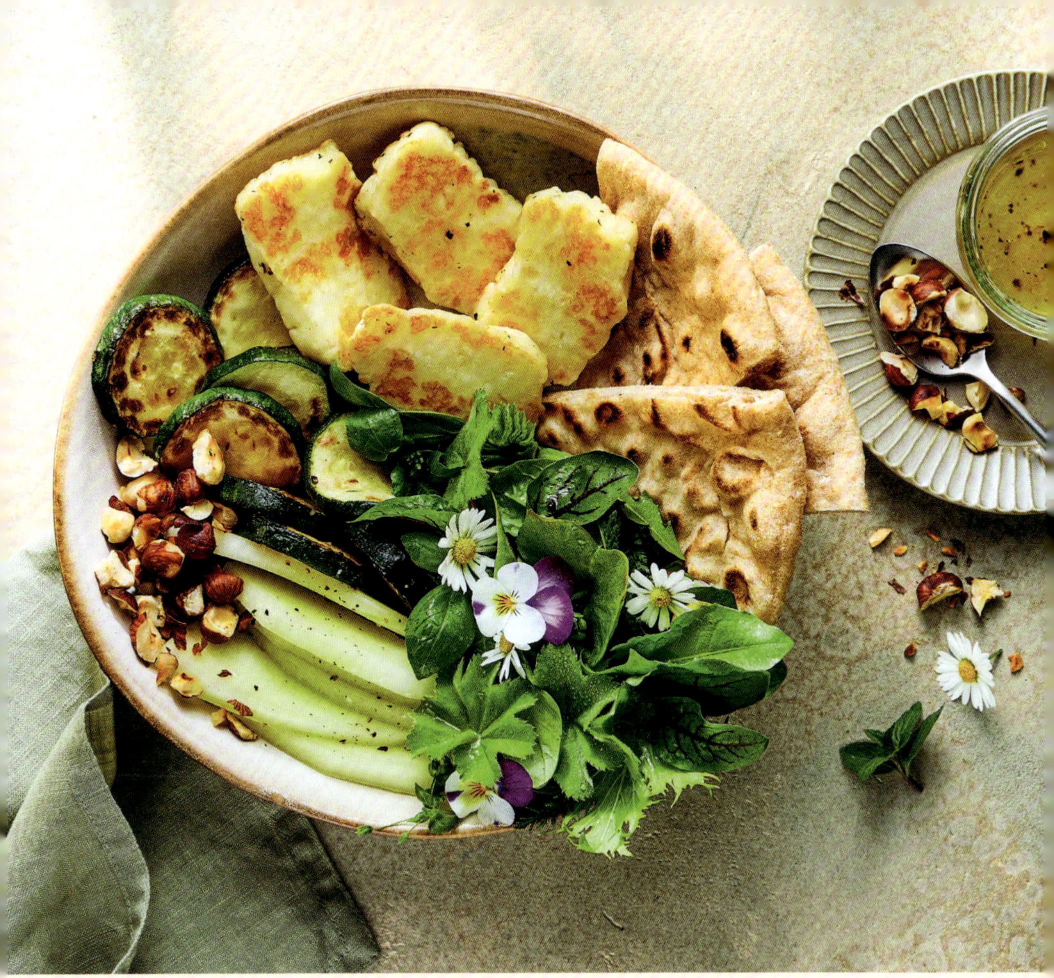

5. Währenddessen Essig, Nussöl, Reissirup, Salz und Pfeffer in einer Tasse zu einem Dressing verquirlen.

6. Wildkräutersalat, Melone und Zucchini auf zwei Tellern dekorativ anrichten und mit dem Dressing beträufeln. Die Salate mit Haselnüssen bestreuen und mit den essbaren Blüten dekorieren. Die Halloumischeiben daneben anrichten. Das Brot halbieren und dazu servieren.

Tipp: Sie können den Ballaststoffanteil noch mehr erhöhen, indem Sie zusätzlich über jede Portion 1 EL Leinsamen, Kürbiskerne oder Sesam auf den Salat streuen.

Anmerkungen

[1] Heute nennt man dieses Symptombild übrigens nicht mehr so, sondern „Metabolic Dysfunction-associated Fatty Liver Disease" (MAFLD).

[2] In verschiedenen Diskussionsrunden und Vorlesungen wurde hier immer wieder dieselbe, hier nicht näher erläuterte Frage an mich herangetragen. Die Antwort ist: Nein, die Menge löst sicher keine Symptome aus.

[3] Es wird als SLC2A5 bezeichnet.

[4] ppm steht für „parts per million", also Teile pro Million. Es ist eine Maßeinheit, die verwendet wird, um die Konzentration von sehr kleinen Mengen eines Stoffes in einem Medium anzugeben.

[5] Diese entsteht in gekochten und abgekühlten Kartoffeln, Reis oder Hülsenfrüchten. Manchmal ist aufwärmen von zuvor gekochtem Essen also gesundheitsfördernd.

[6] www.nahrungsmittel-intoleranz.com

[7] Das ist die Fähigkeit der Mikroorganismen, Nährstoffe aus der Nahrung zu verarbeiten, umzuwandeln und dabei Stoffwechselprodukte wie Vitamine, kurzkettige Fettsäuren, Gase oder andere bioaktive Moleküle zu produzieren.

[8] So verrückt das klingt, aber in Facebook-Gruppen wird immer wieder empfohlen, ohne ärztliche Verordnung Antibiotika aufgrund eines Stuhltests zu nehmen. Das ist nicht nur sinnlos, sondern auch noch gefährlich, da sie Resistenzen erzeugen können und Ihrer Gesundheit schaden. Antibiotika sind einer der größten Erfolge der Medizin und sie retten täglich Leben. Aber sie sollten nur von Ärzten verschrieben werden.

[9] FODMAP: Fermentierbare Oligosaccharide, Disaccharide, Monosaccharide und Polyole. Das sind spezifische Arten von Kohlenhydraten, die im Dünndarm schlecht aufgenommen werden. Stattdessen gelangen sie in den Dickdarm, wo sie von Bakterien fermentiert werden können. Das Konzept stammt aus Australien. Eine Low-FODMAP-Diät ist für Reizdarmpatienten sinnvoll, aber nicht bei Fruktoseintoleranz.

[10] Apfelessig beinhaltet kein Sorbit und keine Fruktose, obwohl er aus Äpfeln gewonnen wird. Er ist daher gut verträglich. Balsamico hingegen sollte gemieden werden.

Sachregister

Rezeptregister von A bis Z

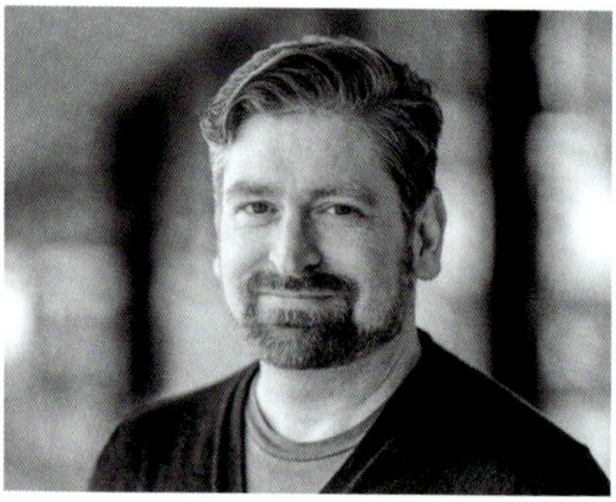

ZUM AUTOR

Dr. Michael Zechmann-Khreis ist Ernährungsbiologe, Professor für Ernährungslehre, Nachhaltigkeit und Gesundheit sowie Experte auf dem Gebiet der Nahrungsmittelunverträglichkeiten. In Forschung und Praxis verbindet er wissenschaftliche Erkenntnisse mit alltagsnahen Lösungen. Seit über 20 Jahren unterstützt er Betroffene mit fachlicher Expertise und praxisnahen Tipps dabei, ihre Ernährung besser zu verstehen und individuell anzupassen.

HINWEIS

Die Ratschläge in diesem Buch wurden mit größter Sorgfalt von Autor und Verlag erarbeitet und geprüft. Eine Garantie kann jedoch nicht übernommen werden. Ebenso ist eine Haftung des Autors bzw. des Verlags und seiner Beauftragten für Personen-, Sach- oder Vermögensschäden ausgeschlossen. Erkrankungen mit ernstem Hintergrund gehören in ärztliche Behandlung! Bei bereits bestehenden Beschwerden kann das Buch daher keinen fachärztlichen Rat ersetzen.

IMPRESSUM

Hinter jedem tollen Buch steckt ein starkes Team

Projektleitung: *Nadine Widl*
Rezepte: *Cora Wetzstein*
Lektorat: *Imke Rötger*
Covergestaltung: *Ina Zimmermann*
Grafische Gestaltung und Satz: *Dorothee Griesbeck*
Foodfotografie: *Katrin Winner*
Foodstyling: *Gerlinde Haas*
Bildnachweis: *Maria Kirchner (Autorenporträt), Shutterstock (alle weiteren Fotos)*
Herstellung: *Frank Jansen*
Producing: *Jan Russok*
Druck & Bindung: *optimal media GmbH, Röbel*

1. Auflage 2025

Neumühlen 17, 22763 Hamburg
ISBN: 978-3-96584-577-0
Redaktionsanschrift:
ZS, Edel Verlagsgruppe GmbH,
Kaiserstraße 14b, 80801 München
www.zsverlag.de/kontakt
www.edelverlagsgruppe.de/kontakt

UNSER VERLAGSHAUS

Mit Standorten in Hamburg und München zählt die Edel Verlagsgruppe zu den größten unabhängigen Buchanbietern Deutschlands. Zur Gruppe gehören die Verlage Dr. Oetker Verlag, Edel Sports, KARIBU und ZS.

ZS - Ein Verlag der Edel Verlagsgruppe
www.zsverlag.de
www.facebook.com/zsverlag
www.instagram.com/zsverlag